常见病奇效秘验方系列

中医美容奇效秘验方

总　主　编◎吴少祯

执行总主编◎王翾恩　贾清华　蒲瑞生

主　　　编◎叶　蕾　贾清华　曹鸿云

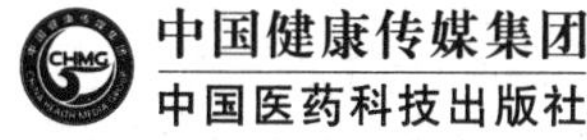

内容提要

本书以中医药学经典理论和现代临床实践为依据，重点阐释中医美容的保健和治疗，汇总了历代医家中医美容内服药和外用药的经方验方，每首验方均介绍了组成、用法、功效、主治。本书融科学性、知识性和实用性为一体，内容翔实，系统全面，通俗易懂，对临床医师有实用参考价值，对患者和中医爱好者有康复保健指导作用。

图书在版编目（CIP）数据

中医美容奇效秘验方 / 叶蕾，贾清华，曹鸿云主编．— 北京：中国医药科技出版社，2023.3（2024.10重印）

（常见病奇效秘验方系列）

ISBN 978-7-5214-2312-9

Ⅰ．①美…　Ⅱ．①叶…②贾…③曹…　Ⅲ．①美容－验方－汇编　Ⅳ．① R289.5

中国版本图书馆 CIP 数据核字（2021）第 132514 号

美术编辑　陈君杞
版式设计　南博文化

出版　**中国健康传媒集团**｜中国医药科技出版社
地址　北京市海淀区文慧园北路甲 22 号
邮编　100082
电话　发行：010-62227427　邮购：010-62236938
网址　www. cmstp. com
规格　880 × 1230mm $^{1}/_{32}$
印张　12 $^{3}/_{4}$
字数　331 千字
版次　2023 年 3 月第 1 版
印次　2024 年 10月第 3 次印刷
印刷　大厂回族自治县彩虹印刷有限公司
经销　全国各地新华书店
书号　ISBN 978-7-5214-2312-9
定价　39. 00 元

获取新书信息、投稿、为图书纠错，请扫码联系我们。

《常见病奇效秘验方系列》

编委会

总　主　编◎吴少祯

执行总主编◎王醊恩　贾清华　蒲瑞生

编　　　委（按姓氏笔画排序）

丁晓洁　于晓飞　王　兵

王科军　王洪涛　叶　蕾

巩振东　刘　莹　刘　谦

杨　毅　沈　凌　张　鹏

张华军　宫健伟　曹鸿云

韩　芸　韩洁茹　魏晓露

编委会

主　　编◎叶　蕾　贾清华　曹鸿云

副 主 编◎宫健伟　姜　侠　崔利锐

编　　者（按姓氏笔画排序）

闫方杰　许　睿　李晓莉

宋舒舒　张　芳　陈艳娇

秦国玉　高　杨　郭开元

贾清华　曹鸿云

出版说明

中医方剂，肇自汤液，广于伤寒。在中医的历史长河中，历代医家留下了数以万计的验方、效方。从西汉的《五十二病方》，到明代的《普济方》，再到今天的《中医方剂大辞典》，本质上都是众多医家效验方的集录。这些优秀的效方、验方凝聚了古今医家的智慧和心血，为我们提供了宝贵的经验。

为此，我们组织专家编写了《常见病奇效秘验方系列》丛书，本套丛书包括儿科疾病奇效秘验方、颈肩腰腿痛奇效秘验方、消化系统疾病奇效秘验方、肝胆病奇效秘验方、痛风奇效秘验方、皮肤病奇效秘验方、关节炎奇效秘验方、失眠抑郁奇效秘验方、妇科疾病奇效秘验方、糖尿病奇效秘验方、神经痛奇效秘验方、高血压奇效秘验方、肺病奇效秘验方、中医美容奇效秘验方、便秘奇效秘验方，共计15个分册。每首验方适应证明确，针对性强，疗效确切，是临床医师、中医药学子和广大中医爱好者的必备参考书；同时，患者可对症找到适合自己的效验方，是患者家庭用药的便捷指导手册。

需要说明的是，原方中有些药物，按现代药理研究是有毒性或不良反应的，如附子、川乌、草乌、马钱子、木通、山慈菇、细辛等，这些药物大剂量、长期使用易发生中毒反应，故在使用之前，务必请教一下专业人士。

本套丛书在编写过程中，参阅了诸多文献资料，谨此对原作者表示衷心感谢！另外，书中难免会有疏漏之处，敬请广大读者提出宝贵意见。

中国医药科技出版社

2023年2月

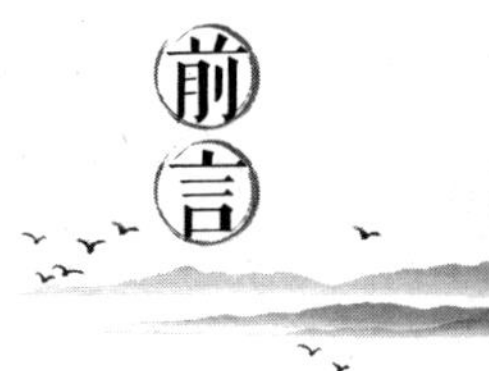

中医美容学是将中国传统美学与现代美学相结合，以中医药基本理论为指导，运用中医辨证论治方法，调节人体功能状态，研究美丽容颜、形体养护、损美性疾病防治和损美性生理缺陷掩饰或矫正的理论与方法，以防病健身、延衰驻颜、维护人体形神美为目的的一门学科。

在几千年的悠悠历史长河中，历代医家在中医美容方面积累了丰富的经验。远古到秦汉三国时期，是我国中医药在美容应用的诞生萌芽时期。两晋、隋唐五代、宋到明清时期，我国先后有许多医学著作形成，中医美容的理论和实践在这个时期也取得了一定的发展。20世纪80年代后，中医美容蓬勃发展。本书搜集古书和近期医学杂志名老中医医案等关于中医美容的灵验效方。

本书在编纂过程中遵循“继承传统，发扬精粹，面向社会，服务大众”的宗旨，以中医药学经典理论和现代临床实践为依据，重点阐释中医美容的保健和治疗，汇总了历代医家中医美容内服药和外用药的经方验方，旨在继承和发展中医美容技术，提高临床疗效。本书融科学性、知识性和实用性为一体，内容翔实，系统全面，通俗易懂，对临床医师有实用参考价值，对患者和中医爱好者有康复保健指导作用。

中医美容的研究是一项非常重要和复杂的工作，本书虽然诸位同仁尽心竭力，多方研讨，但书中内容难免有不妥之处，恳请各位读者提出宝贵意见。

编者

2022年10月

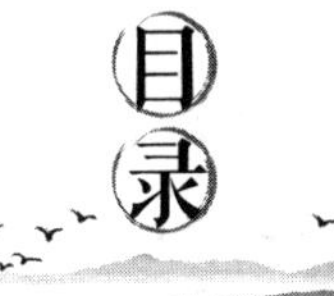

目录

第一章　中医保健美容

第一节　美　颜

美颜是指改善面部肌肤的质地，使其细腻光泽红润。驻颜、防皱、润面都是对面部肌肤的美容保健。

一、内服方

鹿角胶方

【组成】鹿角胶一斤，何首乌六两，当归六两，白芍三两，川芎三两，发漆一两，胎发漆一两，茯神四两，浑沌皮一付。

【用法】炼蜜和胶为丸。

【功效】黑须发，美颜色，填骨髓，固肾元。

【主治】容颜衰老。

【来源】《明代本草》

神仙服胡麻法方

【组成】胡麻三斗，白蜜三升。

【用法】饭前服用，以酒送服。

【功效】黑发美颜，聪耳明目，强筋健骨。

【主治】容颜衰老。

【来源】《太平圣惠方》

麦门冬煎方

【组成】麦门冬五斤（去心），白蜜半斤。

【用法】温酒送服。

【功效】保神定气，美容养颜。

【主治】容颜衰老。

【来源】《太平圣惠方》

黄芪丸方

【组成】黄芪（剉）二两，熟干地黄二两，覆盆子一两，牛膝（去苗）一两，石斛（去根）一两，泽泻一两，附子（炮裂去皮脐）一两，鹿茸（去毛涂酥炙微黄）一两，山茱萸一两，五味子一两，桂心一两，人参（去芦头）一两，沉香一两，肉苁蓉一两。

【用法】每日早晚餐前，温酒送服三十丸。

【功效】补虚长肌，美容养颜，益精健骨。

【主治】容颜衰老。

【来源】《太平圣惠方》

鹿茸丸方

【组成】鹿茸（去毛涂酥炙微黄）二两，磁石（烧醋淬七遍，细研，用水飞过）二两，白茯苓一两，熟干地黄一两，肉苁蓉（酒浸一宿，刮去皱皮，炙干）一两，菟丝子（酒浸三日，曝干，别捣为末）一两，人参（去芦头）一两，附子（炮裂去皮脐）一两，薯蓣一两，远志（去心）一两，桂心一两，牛膝（去苗）一两，杜仲（去粗皮，炙微黄）一两，巴戟一两，续断一两，五味子一两，山茱萸一两，泽泻一两，补骨脂一两，蛇床子一两。

【用法】每天一次，每次30丸。

【功效】暖脏壮骨，养精补气，美容养颜。

【主治】容颜衰老。

【来源】《太平圣惠方》

菟丝子丸方

【组成】黄狗脊骨一条，肉苁蓉半两，桂（去粗皮）半两，附子（炮裂去皮脐）半两，干姜一两，炮姜一两，蛇床子（炒）半两，牛膝（酒浸焙干）半两，鹿茸（酥炙）一只，阳起石半两，五味子半两，胡椒半两。

【用法】每日一次，每次十一丸。

【功效】补元益脾，固气美颜。

【主治】容颜衰老。

【来源】《太平圣惠方》

枸杞子丸方

【组成】枸杞子（焙）一两，覆盆子一两，车前子一两，生干地黄（焙）一两，地骨皮一两，续断一两，何首乌（去黑皮）一两，巴戟天（去心）一两，菊花（去萼焙）一两，白术一两，菖蒲（米泔洗，日曝）一两，远志（去心）一两，细辛（去苗叶）一两，牛膝（酒浸切焙）一两，菟丝子一两。

【用法】每日一次，以酒送服十至二十丸。

【功效】养身益气，黑发美颜。

【主治】容颜衰老。

【来源】《圣济总录》

神仙雄黄丸方

【组成】天门冬（去心焙）六两，人参六两，麦门冬（去心焙）六两，白菊花六两，白茯苓（去黑皮）六两。

【用法】每日一次，温酒送服。

【功效】美容养颜，聪耳明目。

【来源】《圣济总录》

鹿茸丸方

【组成】鹿茸一两，苁蓉（酒浸一宿，去粗皮，炙干）一两，菟丝子（酒浸三宿，晒干，别捣为末）一两，巴戟一两，桂心一两，人参（去芦）一两，白茯神一两，五味子一两，萆薢（锉）一两，黄芪（锉）一两，续断一两，远志一两，木香一两，薯蓣一两，泽泻一两，熟地黄一两，石斛（去根）一两，覆盆子一两，蛇床子一两，天雄半两，白茯苓半两，附子（炮裂去皮脐）半两，柏子仁半两，牡丹半两，防风（去芦）半两。

【用法】每日一次，一次三十丸。

【功效】补肝养肾，美容养颜。

【主治】容颜衰老。

【来源】《普济方》

驻春丹

【组成】白茯苓四两，白面一斤，青盐一匙，人参一两，川椒一合。

【用法】三天一剂。

【功效】美容养颜。

【主治】容颜衰老。

【来源】《奇效良方》

斑龙胶

【组成】熟地黄四两，生地黄（酒浸）二两，天门冬（去心）二两，麦门冬（去心）二两，山茱萸（酒蒸，去核）二两，山药二两，甘枸杞二两，肉苁蓉（酒洗，蒸）二两，黄柏（去皮，酒炒）二两，知母（酒炒）二两，当归（酒洗）二两，白芍药（酒炒）二两，白茯苓（去皮）一两，牡丹皮一两，泽泻一两，五味子一两，拣参一两，远志（甘草水泡，去心）一两。

【用法】每天一次，以酒送服。

【功效】生精养血，补心美颜。

【主治】容颜衰老。

【来源】《鲁府禁方》

斑龙百补丸

【组成】人参四两，牛膝（酒浸）四两，杜仲（盐水炒）三两，枸杞四两，黄芪（蜜炙）四两，五味子（炒）二两，当归（酒洗）三两，生地（酒浸）四两，芡实四两，知母（盐炒）四两，黄柏（盐炒）四两。

【用法】每服三钱，白汤空心下。

【功效】固本保元，壮阳，强筋健骨，美容养颜，延年益寿。

【主治】容颜衰老。

【来源】《奇方类编》

青娥丸

【组成】补骨脂（洗净，酒炒为末）十两，杜仲（姜汤浸一宿，炒去丝为末）五两，胡桃（捣如泥）五十个。

【用法】每服七八十丸，空心温酒或淡盐水汤下。

【功效】壮筋活血，乌须美颜。

【主治】容颜衰老。

【来源】《经验良方全集》

归茸丸

【组成】怀熟地黄（酒蒸）四两，怀山药（酒浸）二两，茱萸（酒蒸，去核）二两，白茯苓（去皮）二两，牡丹皮一两，怀牛膝（去芦酒洗）二两，当归（酒洗）二两，大附子（炮去皮脐）二两，嫩鹿茸（酥炙）四两，泽泻一两，辽五味子四两，官桂二两。

【用法】每天一次，每次五十丸，温酒送服。

【功效】生精养血，美容养颜。

【主治】容颜衰老。

【来源】《寿世保元》

加味青蛾丸

【组成】杜仲（姜汁炒）三两，补骨脂（炒）四两，小茴香（盐炒）四两，胡卢巴（炒）四两，莲花蕊一两，穿山甲（三钱半），青盐（煅）半两，胡桃肉（去衣）二十五个。

【用法】每次三十丸，温酒送服。

【功效】补虚健骨，滋益阴阳，美容养颜。

【主治】容颜衰老。

【来源】《古今医统大全》

斑龙二至百补丸

【组成】鹿角五十两，黄精八两，甘州枸杞子四两，怀熟地黄四两，菟丝子四两，金樱子（去毛子净）四两，天门冬（去心）二两，麦门冬（去心）二两，川牛膝（酒洗）二两，龙眼肉一两，楮实子二两。

【用法】炼蜜为丸。

【功效】固本保元，生精养血，美容养颜。

【主治】容颜衰老。

【来源】《古今医统大全》

道藏斑龙黑白二神丹

【组成】鹿茸（酥炙）二两，当归（酒洗）四两，人参四两，地黄（取汁为膏）八两，陈皮二两，茯神（人乳制）二两，柏子仁二两，枸杞子二两，白术二两，麦冬（去心）一两，钟乳粉（水飞）一两，生地黄汁（一碗），沉香（五钱）。

【用法】每天五十到六十丸，秋石汤服用。

【功效】调和五脏，黑发美颜。

【主治】容颜衰老。

【来源】《济阳纲目》

还少丹

【组成】怀地黄（酒润蒸晒九次，竹刀切片，酒煮捣膏）四两，甘枸杞（人乳蒸二次，乘热同地黄捣）四两，肉苁蓉（酒洗去浮甲，蒸过同地黄捣）二两，川巴戟（酒浸去骨晒干，炒研）二两，川续断（酒炒）二两，川牛膝（酒炒）二两，川杜仲（姜汁炒断丝）二两，山萸肉（去核净，酒洗蒸过，晒干，炒）二两，远志肉（水洗去骨，晒干，炒）二两，石菖蒲（用小而节密者去毛炒）二两，楮实子（拣净，炒）二两，小茴香（炒）二两，白茯苓（去皮木屑，水淘净，蒸过晒干）二两，怀山药（蒸炒）二两。

【用法】炼蜜为丸，如梧子大，每日早晚滚汤好酒，任服五七十丸。

【功效】强筋健骨，补精养气，美容养颜。

【主治】容颜衰老。

【来源】《一草亭目科全书》

固本酒

【组成】生熟地黄各二两，白茯苓（去皮）二两，天麦门冬（酒润去心）一两，人参一两。

【用法】空腹服用，每次一剂。

【功效】补虚治劳，黑发美颜。

【主治】容颜衰老。

【来源】《扶寿精方》

七宝丹

【组成】何首乌八两，天门冬三两，麦门冬三两，人参二两，白茯苓五两，川牛膝三两，当归二两，枸杞子三两，菟丝子二两，山茱萸三两，黄柏五两，五味子一两，怀山药二五钱，怀生地三两，怀熟地五两。

【用法】每次六十丸，空腹，以盐汤或酒送服。

【功效】固元补气，黑发美颜。

【来源】《菉竹堂集验方》

琼玉膏

【组成】生地十六两，人参三两，白茯苓五两，白蜜六两。

【用法】重汤煮透，用白汤点服。

【功效】调养气血，驻美容颜。

【主治】虚劳干咳，容颜衰老。

【来源】《冯氏锦囊秘录》

加味七宝丹

【组成】何首乌（赤白兼用，米泔水浸一宿，用竹刀刮去皮，切大片，用黑豆五升浸软，一层黑豆一层首乌，蜜盖，九蒸九晒）八两，天冬（酒洗，去心，焙干）、麦冬（酒洗，去心，焙干）、生地黄（酒洗，焙干）、熟地黄（酒浸一宿，捣膏）、山茱萸（去核）、川牛膝（酒洗）、枸杞子（微炒）各三两，白茯苓（去皮）、厚黄柏（盐酒炒褐色）各五两，远志（去心）、莲蕊、益智仁（去壳）各一两，山药二两，沉香、木香各五钱。

【用法】每次五十丸，空腹，以酒送服。

【功效】固元生气，黑发美颜。

【主治】肾气虚衰。

【来源】《济阳纲目》

醒迷至宝丹

【组成】胆南星、生枣仁、远志肉、茯神、柴胡各三钱，川贝母、半夏曲各二钱，陈皮、砂仁、生甘草、广木香各一钱。

【用法】每日一次，每次三十到四十丸，开水送服。

【功效】发秃重生，去除黑点，美容养颜。

【主治】痰迷心窍，痴呆癫狂，容颜衰老。

【来源】《经验选秘》

令面白媚好方

【组成】白附子，白芷，杜若，赤石脂，白石脂，杏仁（去皮尖），桃花，瓜子，牛膝，鸡屎白，远志（去心），葳蕤各等份。

【用法】蜂蜜制成丸剂，一日一丸。

【功效】补益心脾，令面白嫩悦泽。

【主治】面黑，气色不容。

【来源】《千金翼方》

神仙驻颜延年方

【组成】枳实，熟干地黄，甘菊花，天门冬（去心焙），以上各二斤。

【用法】天门冬去心焙干，捣诸药为散，每服12克，空腹服，温酒送下。

【功效】久服可令面色红润，肌肤光滑，身轻目明，容颜不老。

【主治】容颜衰老。

【来源】《太平圣惠方》

养血润肤饮

【组成】当归三钱，熟地、生地、黄芪各四钱，天冬（去心）、麦冬（去心）各二钱，升麻、片芩各一钱，桃仁泥、红花各六分，天花粉一钱五分。

【用法】水煎服。

【功效】养血润肤止痒。

【主治】血虚生风所致的皮肤干燥，爪甲干枯。

【来源】《外科证治全书》

补骨脂方

【组成】补骨脂（酒浸炒），杜仲（去皮，姜汁浸炒）各一斤，胡桃肉（去皮，为末）二十个。

【用法】二药为末，用蒜捣膏一两，和丸梧子大，空心酒下二十丸，妇人淡醋汤下。

【功效】壮筋活血，乌须美颜。

【主治】面目青黑。

【来源】《经验丹方汇编》

二、外用方

美容膏

【组成】防风、零陵香、藁本各二两，白及、白附子、白蔹、天花粉、绿豆粉、僵蚕、白芷各一两，甘松、山柰、茅香各五钱，肥皂（去皮弦）。

【用法】敷面过夜。

【功效】祛斑美白。

【主治】面生雀斑。

【来源】《简明医彀》

洗面玉容方

【组成】甘松，山柰，香薷，白芷，白及，白蔹，藁本，白僵蚕，白附子，天花粉，零陵香，肥皂（煨），绿豆粉各等份。

【用法】每日一次，每次一剂。

【功效】美容除斑。

【主治】面斑。

【来源】《中医大辞典》

玉屑面膏方

【组成】玉屑（细研）、川芎、土瓜根、葳蕤、桃仁、白附子、白芷、冬瓜仁、木兰、辛夷各一两，菟丝子、藁本、青木香、白僵蚕、当归、黄芪、藿香、细辛各十八铢，麝香、防风各半两，鹰屎白一合，猪胰（细切）三具，蜀水花一合，白犬脂、鹅脂、熊脂各一升，商陆一两，猪肪脂一升。

【用法】以膏敷面，切慎风。

【功效】令人面白似玉色光润无瑕。

【主治】日常保养为用。

【来源】《备急千金要方》

白蔹膏

【组成】白蔹，白石脂，杏仁各等份。

【用法】捣罗为末，更研极细，以鸡子白调和，稀稠适当，瓷盒盛。每晚临睡前卧涂面上，明旦以井华水洗之。

【功效】清热祛风，润肤除皱。

【主治】黑斑及粉刺。

【来源】《圣济总录》

面上黑气方

【组成】半夏，皂荚各等份。

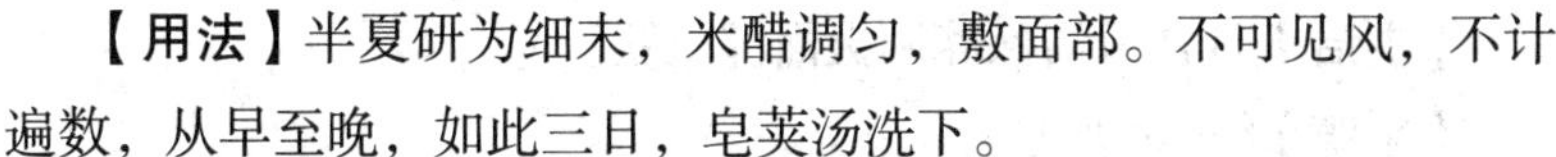

【用法】半夏研为细末，米醋调匀，敷面部。不可见风，不计遍数，从早至晚，如此三日，皂荚汤洗下。

【功效】散结行瘀，悦白面容。

【来源】《本草纲目》

面上皱裂方

【组成】桃仁适量。

【用法】研为末，合猪脂熬数次，夜卧涂之。

【功效】滋养皮肤。

【主治】对皮肤干燥的人极为适宜，可作为冬季润肤和防皱防裂的常用方。

【来源】《援生四书》

三花除皱液

【组成】桃花，荷花，芙蓉花（不拘多少）。

【用法】春取桃花，夏取荷花，秋取芙蓉花，冬取雪水煎三花为汤，频洗面部。

【功效】活血润肤，泽额除皱。

【主治】令面容润，防止衰老。

【来源】《实用中医美容》

洗面药方

【组成】白芷、白蔹、白术、桃仁、冬瓜仁、杏仁、葳蕤各等份，皂荚适量。

【用法】捣散洗面。

【功效】清洁皮肤。

【主治】日常清洁保养调摄面部肌肤。

【来源】《千金要方》

经验方1

【组成】升麻、白芷、防风各一钱，甘草、芍药、苍术各三分，黄芪八分，人参、葛根各一钱半。

【用法】加生姜三片，枣二枚与上药同煎，早饭后服用。

【功效】温阳行气，润面悦颜。

【主治】面目青黑。

【来源】《普济方》

经验方2

【组成】厚朴、甘草、苍术各二两，陈皮四两。

【用法】加生姜三片，枣一枚同煎至七分，去滓，温服，其滓再煎，每天服用二三次。

【功效】温阳行气，化湿和面。

【来源】《普济方》

经验方3

【组成】白术（山中新出为宜）。

【用法】去苗净洗，捣碎新布绞取汁，如此三两遍，放入银器或瓷器中伴温酒煎服，空腹服用为佳，忌桃李雀肉。

【功效】强阴益精，消谷调中，保神定气；安五脏，令人肥健，美颜色；久服身轻，不老不饥。

【来源】《普济方》

经验方4

【组成】破故纸（酒浸炒）、杜仲（去皮，姜汁浸炒）各一斤，胡桃肉（去皮）二十个。

【用法】用蒜捣膏一两，和成丸梧子大，每次空心酒服下二十丸；妇人用淡醋汤送服。

【功效】壮筋活血，乌须美颜。

【主治】日常保养为用。

【来源】《经验丹方汇编》

第二节　美　发

美发是采用各种中医美容保健方法使毛发润泽、柔软、富有弹性，保持茂密的发量和拥有自然正常的发色。本节主要介绍如何预防头发出现干枯、脱落和早白等现象，如何保持头发的润泽和茂密。

一、内服方

髓煎方

【组成】生地黄（捣绞取汁以慢火煎减半）五十斤，牛髓（炼成者）五十斤，羊脂（炼成者）三斤，白蜜三升，牛酥三升，生姜汁二升。

【用法】每日两次，每次一剂。

【功效】补骨填髓，黑发补虚。

【主治】白发。

【来源】《太平圣惠方》

青蛾丸

【组成】黄精四两，天门冬（去心）三斤，松叶六斤，白术四斤，枸杞子（洗）五斤。

【用法】每日一次，一次一剂。

【功效】强筋健骨，补虚益精，黑发。

【主治】白发。

【来源】《普济方》

内固丹

【组成】肉苁蓉（酒浸）、茴香（炒）各一两，破故纸、胡芦巴（炒）、巴戟（去心）、黑附子（炮）、川楝子、胡桃仁（面炒）各四两。

【用法】每日一次，每次十丸到三十丸。

【功效】补养肾气，调和脾脏，强筋健骨，明目乌发。

【来源】《黄帝素问宣明论方》

口臭方

【组成】零陵香一两，甘松（洗净焙）二两，沉香（锉）三两，乳香（研）四两，木香五两，草豆蔻仁六两，槟榔（锉）七两，桂枝（去粗皮）八两，赤茯苓（去黑皮）九两，甘草（炙，锉）十两。

【用法】含化。

【功效】生津悦泽，明目益智，黑发美颜，补虚除寒。

【来源】《圣济总录》

种子方

【组成】旱莲草（六月六日采起，采至七月，选壮大者用之，阴干会根，忌铁器）一斤，草决明子（捣姜汁同炒，去姜用。不用姜炒，生用亦可）半斤，熟地黄（用酒煮黑如漆色，捣烂和前三味揉匀）四两（选怀生地壮大者，四两五钱），何首乌（如常法以黑豆用柳木甑九蒸九晒）四两，人参一两，当归（酒洗）四两，枸杞子（去蒂）一两。

【用法】每日一次，每次五十到六十丸。

【功效】滋阴养血，强筋健骨，明目，止风泪，黑发乌须。

【主治】白发。

【来源】《菉竹堂集验方》

大造丸

【组成】紫河车（头生壮盛者，以米泔洗净，少加酒，蒸极烂捣膏，以山药末收，烘干用；或洗净即以新瓦上焙干用）一具，败龟板（自死者，酥炙）二两，黄柏（盐酒炒）两半，杜仲（酥炙）两半，牛膝（酒洗）一两二钱，天门冬、麦门冬各一两二钱，熟地（用砂仁末六钱，茯苓二两一块，同稀绢包，入好酒煮七次，去茯苓不用）二两半，夏加五味子七钱。

【用法】每次八十到九十丸。

【功效】聪耳明目，须发乌黑。

【主治】阴虚血热。

【来源】《景岳全书》

黑发乌须方

【组成】黑豆（拣去扁破）五升，乌骨老母鸡（用一大砂锅，将乌骨老母鸡，煮汤二大碗）一只，无灰老酒二大碗。何首乌（鲜者用竹刀削碎，陈者用木槌打碎）四两，陈米四两，旱莲草四两，桑椹三两，生地黄四两，归身四两，破故纸二两。

【用法】每次一剂。

【功效】黑发乌须。

【主治】白发。

【来源】《寿世传真》

补肾种子黑发乌须奇方

【组成】淮熟地八两，山茱萸（酒浸去核净）、巨胜子、韭子（微炒存性）、冬青子、旱莲膏（熬法在后）、菟丝子（去沙土净，酒浸煮三日夜，令透热，捣为薄片晒干）、沙苑蒺藜（如羊肾样者）、覆盆子（去蒂，东流水浸一宿净干）各四两，白茯苓（去皮）、枸杞子（甘州者去蒂）、柏子仁、五加皮、当归各三两，人参一两，楮实子（净去皮，好酒浸，浮者不用）三两，肉桂一两，何首乌（如干者，米泔水浸，竹刀削去皮，黑豆拌蒸。鲜者用六两一个）六两，升麻五钱，续断、莲蕊各二两。

【用法】每次六十到七十丸，空腹，以盐汤或温酒送服。

【功效】肥体健身，固精旺气，黑发乌须。

【主治】白发。

【来源】《福寿丹书》

地黄煎丸方

【组成】生地黄（捣绞取汁入蜜半斤以慢火熬成）五斤，熟干地黄半斤，牛膝（去苗）五两，杏仁（汤浸去皮尖麸炒微黄研如膏）半斤，诃黎勒皮（三两）。

【用法】每日一次，每次五十丸，空腹，温酒送服。

【功效】补益驻颜，长服黑发髭。

【主治】白发。

【来源】《太平圣惠方》

牛膝丸方

【组成】牛膝（酒浸切焙）五两，生地黄汁五升。

【用法】每日一次，每次三十丸，空腹温酒送服。

【功效】强筋健骨，驻颜黑发。

【主治】白发。

【来源】《圣济总录》

地仙丸方

【组成】枸杞子、陈曲（炒）、甘菊、熟干地黄（焙）、桂（去粗皮）各二两，肉苁蓉（切，酒浸一宿焙干）一两半。

【用法】每日三次，每次三十丸，空腹。

【功效】安神延年，乌髭黑发，身轻体健，耳目聪明。

【主治】白发。

【来源】《圣济总录》

巨胜煎

【组成】巨胜半大升，地黄（十斤取汁）六升，杏仁五大两，桂末一两，黑豆黄子（末之）一大升，乳苏五两。

【用法】每天一次，一次四十到五十丸，以酒送服。

【功效】黑发乌须。

【主治】白发。

【来源】《鸡峰普济方》

骗马丹

【组成】葫芦巴（盐炒黄色）、破故纸（盐炒香）、金刚骨（酒浸一宿，晒，盐炒）、骨碎补（去毛，盐炒）、甜瓜子（盐炒黄色）、胡桃仁（另研细），以上各一两，乳香（另研）、没药（另研）、自然铜（火煅，醋蘸七次），以上各半两。

【用法】每日三次，每次三十丸，温酒送服。

【功效】强筋健骨，注颜黑发。

【主治】白发。

【来源】《瑞竹堂经验方》

万寿地芝丸

【组成】生地黄八两，天门冬（去心）八两，菊花四两，枳壳（去穰，麸炒）四两。

【用法】每日一次，晚饭前服用，每次三十丸，温酒送服。

【功效】驻颜黑发，养血逐风。

【来源】《御药院方》

乌须固本丸

【组成】何首乌（米泔水浸三宿，竹刀刮去粗皮，切片，黑豆五升同首乌滚水浸一时，蒸熟去豆）八两，黄精（黑豆二升同煮熟，去豆，忌铁器）四两，生地黄（酒浸）、熟地黄（酒浸）、天门冬（去心）、麦门冬（去心）、人参、浙术（去芦）、白茯苓（去皮）、甘枸杞、五加皮、巨胜子、柏子仁、松子仁、核桃仁各二两。

【用法】每日一次，一次七十到八十丸，温酒送服。

【功效】生精补髓，益血补虚，乌须黑发，返老还童，延年益寿。

【主治】白发。

【来源】《鲁府禁方》

秘传二仙糕

【组成】人参、山药、白茯苓、芡实仁、莲肉（去皮心）各半斤，糯米一升半，粳米三升半，蜜半斤，白糖十斤。

【用法】每日一次。

【功效】固齿黑发，益肾壮阳，补养脾胃。

【主治】白发。

【来源】《扶寿精方》

江类苑揩齿仙方

【组成】牙皂，生姜，升麻，生地黄，木律，旱莲，荷叶心，青盐各等份。

【用法】服用，每日一次。

【功效】固齿黑发。

【主治】白发。

【来源】《扶寿精方》

松梅丸

【组成】松脂（炼熟者）一斤，怀庆地黄（酒蒸）十两，乌梅（净肉）六两。

【用法】每日一次，每次五十丸，盐汤送服。

【功效】乌须黑发，强筋健骨，益气利耳。

【主治】白发。

【来源】《万氏家抄济世良方》

棉子丸

【组成】棉花子（用滚水泡过，放蒲包内闷一炷香，取出晒裂壳口，取仁并去外皮，用净仁三斤，压去油，用火酒三斤，泡一夜取起，蒸三炷香晒干）十数斤，故纸（盐水泡一夜，炒干）一斤，杜仲（去外粗皮，黄酒泡一夜，晒干，姜汁拌炒去丝）一斤，杞子（黄酒浸蒸，晒干）一斤，菟丝子（酒煮，吐丝为度）一斤。

【用法】共为细末，蜜丸桐子大，每服二三钱。

【功效】乌须黑发，暖肾种子。

【主治】白发。

【来源】《种福堂公选良方》

乌羊肝丸

【组成】黑羊肝（竹刀切片，放瓷盆内，再以羊胆不拘多少涂晒干，又涂又晒，将胆汁涂晒至二三百个为佳，少亦要在百个之外，以胆汁多为妙，晒时以纱罩罩，晒极干）一具，当归（酒浸晒干）、白芍（酒炒）、川芎各四两，熟地（酒蒸极熟）六两，何首乌（九蒸）、覆盆子（炒）、山萸（去核炒）、旱莲草（酒拌蒸）、白茯苓（乳拌）、血余、生地（酒洗）各四两。

【用法】每日一次，每次百丸，空腹，以酒送服。

【功效】乌须黑发，聪耳明目。

【主治】白发。

【来源】《种福堂公选良方》

长生瓮头春

【组成】人参五钱，红花八两，丁香二钱，沉香二钱五分，白芍（炒）一两，苍术（炒）二钱半，苁蓉八两，杜仲（炒）二两，炒，寸冬一两，地骨皮五钱，甘菊五钱，破故纸五钱，茯苓二两，牛膝二两，五加皮二两，于术一两半，白蔻五钱，熟地一两，生地一两半，归身一两半，枸杞一两半，砂仁三钱，甘草五钱，豨莶草八两。

【用法】每日一次。

【功效】益气养血，强筋健骨，黑发美颜。

【主治】白发。

【来源】《太医院秘藏膏丹丸散方剂》

神效龟龄益寿膏

【组成】菟丝子（酒蒸）、牛膝（酒洗）、木鳖子、熟地、肉苁蓉、川断（酒洗）、蛇床子（酒洗）、鹿茸、大附子（童便炙酥，酒洗）、生地（酒洗）、虎腿骨（醋炙）、官桂、紫梢花、杏仁（去皮尖）、谷精草（酒洗），以上十五味各三钱，或各一两，油二斤四两，松香四两，黄丹八两，硫黄三钱，雄黄三钱，龙骨三钱，蛤蚧一对，乳香三钱，没药三钱，赤石脂三钱，沉香三钱，鸦片三钱，母丁香三钱，麝香三钱，木香三钱，真阳起石三钱，蟾酥三钱。

【用法】制膏。

【功效】流畅气血，充满精髓，保固下元，全形固本，乌须黑发，固精种子。

【主治】白发。

【来源】《太医院秘藏膏丹丸散方剂》

扶桑丸

【组成】嫩桑叶（去蒂、洗净、晒干，为末）一斤，巨胜子

（即黑脂麻，淘净）四两。

【用法】芝麻擂碎熬汁，和蜜炼至滴水成珠，入桑叶末为丸。

【功效】去风明目，乌髭黑发，驻颜益寿。

【主治】白发。

【来源】《医方论》

一秤金

【组成】熟地二两，枸杞二两，莲须二两，槐角子（酒浸）二两，南薄荷三两（一半入药，一半为衣），没石子一两，人参五钱，木香五钱。

【用法】每日服用三丸。

【功效】乌须黑发。

【主治】白发。

【来源】《奇方类编》

补益大豆方

【组成】大黑豆三升，何首乌（选大而赤者）四两，茯苓三两，青盐八钱，甘草（锉为片）一两。

【用法】煎汤服用。

【功效】固精补肾，健脾降火，乌须黑发延年。

【主治】白发。

【来源】《验方新编》

马料豆仙方

【组成】怀生地（酒煮）、何首乌（酒煮）、鹿衔草、旱莲子各三两，怀山药（乳拌）、全当归（酒炒）、白茯苓（乳拌）、真青盐各一两，厚杜（仲酒炒，断丝）、长牛膝、石菖蒲、补骨脂、覆盆子、菟丝子、骨碎补、金樱子（刮去皮刺）、白干菊、槐角子、蛇床子、枸杞子、黄柏、肉苁蓉、泽泻、五加皮各五钱。

【用法】上药，宜拣药料，共二十四味。将青盐存外用，俱入大砂锅内，用阴阳水各半同煎，至头二次，滤去药渣，再将女贞子一升八合半，复入药汁内，同煎百十滚，又沥去女贞子，用马料豆三升七合，豆宜拣净，入药汁内，浸一宿。明晨将豆药汁入铜锅煮熟，收干，汁尽为度，放于筛中。将青盐研细，掺在豆上，拌匀，晒干，入磁瓶内。每日清晨服四钱，滚水送下。

【功效】乌须黑发，明目补肾，生血养元。

【主治】白发。

【来源】《济世珍宝》

猴姜丸

【组成】猴姜（用竹刀刮去皮毛，捣烂取汁一斤二两）二十斤，远志肉（先以甘草四两煎浓汁拌晒干，再以猴姜汁拌晒干）一斤，石菖蒲（蜜多酒少拌蒸）一斤，枸杞子（净蜜酒各半，拌蒸）一斤，破故纸（黄柏四两煎汁，拌晒干，再以知母四两煎汁，拌晒干，后用青盐二两，水浸拌晒干）一斤，黑何首乌（黑豆蒸至黑色为度）三斤。

【用法】上为细末，每药末一斤用枣肉一斤同捣为丸，如不足即将猴姜汁加之，每服六钱，空心白滚水送下。

【功效】添精益髓，返老还童，乌须黑发，种子延年。

【主治】白发。

【来源】《良朋汇集经验神方》

长春不老仙丹

【组成】仙茅（酒浸洗）四两，山茱萸（酒蒸去核）二两，白何首乌（同赤首乌制）四两，川萆薢（酒洗）二两，赤何首乌（米泔浸洗捶碎如枣核大入黑豆同蒸三日极黑）四两，补骨脂（酒炒）二两，黄精（酒蒸）四两，大怀生地黄（酒洗净掐断晒干）二两，大怀熟地黄（用生地黄酒浸洗碗盛放砂锅内蒸一日极黑掐断晒干）二两，巨胜子二两，怀山药二两，甘枸杞子二两，天门冬（水润去心）二两，麦门冬（水润去心）二两，白茯苓（去皮人乳浸晒三次）二两，辽五味子二两，小茴香（盐酒炒）二两，覆盆子二两，拣参二两，嫩鹿茸（酥炙）二两，怀牛膝（去芦酒洗）二两，柏子仁二两，青盐二两，川杜仲（去皮酒炒）二两，当归身（酒洗）二两，川巴戟（水泡去心）一两，菟丝子（酒洗净入砂锅，酒煮烂捣成饼晒干）二两，肉苁蓉（酒洗）二两，川椒（去目微炒）一两，远志（甘草水泡去心）二两，锁阳（炙酥）三两。阴虚火动，素有热者，加川黄柏（酒炒）二两，知母（酒炒）二两。紫河车一具。

【用法】每日一次，以酒送服。

【功效】滋肾养心，强筋健骨，扶元润肤，聪耳明目，宁心益智，乌须黑发，固齿坚牙，延年益寿，壮阳种子，却病轻身。

【主治】诸虚百损，五劳七伤，白发。

【来源】《寿世保元》

青云独步丹

【组成】赤白首乌（黑豆三升半煮，拌浸何首乌一昼夜，去汁后将豆拌首乌，木甑蒸浸五次）一斤，当归身（酒洗）三两，赤茯苓（用牛乳浸过煮干）半斤，白茯苓（用人乳浸过煮干）半斤，补骨脂（盐酒炒）四两，甘杞子（酒浸，焙）三两，菟丝子（酒浸，蒸，捣饼，焙干）半斤，怀牛膝（甘草水泡）四两，怀生地黄（酒浸，入砂仁三钱，同蒸干为末）一两，真没药（去沙）一两五钱。

【用法】服用，以酒送服。

【功效】乌须黑发，延年益寿。

【主治】白发。

【来源】《寿世保元》

神仙巨胜子丸

【组成】巨胜子（即胡麻）、生熟地黄、何首乌（如法制）各四两，枸杞子、菟丝子、五味子、酸枣仁、破故纸（炒）、柏子仁、覆盆子、芡实子、广木香、莲花蕊、巴戟（去心）、肉苁蓉（酒浸）、牛膝（酒浸）、天门冬（酒浸，去心）、官桂、人参、茯苓、楮实子、韭子、天雄（制）、莲肉、川续断、山药各一两，甘菊花八钱。

【用法】每日两次，每次三十丸，空腹温酒送服。

【功效】安魂定魄，滋益颜容，强筋健骨，黑发坚牙。

【来源】《古今医统大全》

延年益嗣丹

【组成】人参、天门冬（酒浸去心烙干）、麦门冬（同上）各三两，熟地黄（酒浸捣）二两，生地黄（烙干）二两，白茯苓（酒浸晒干）五两，地骨皮（酒洗净）五两，何首乌（鲜者）半斤。

【用法】每日一次，一次五十丸，空腹，温酒送服。

【功效】滋补元气，益精黑发。

【主治】白发。

【来源】《古今医统大全》

还真二七丹

【组成】何首乌（忌铁器）、黑椹子、生地黄、旱莲草（以上四味俱用鲜者，以石臼内捣，取汁）各半斤，鹿角胶、生姜汁、白蜜各半斤，黄精（九蒸九晒）、人参、白茯苓、小茴香、枸杞子、鹿角霜各四两，秦椒一两。

【用法】每日一次，温酒送服。

【功效】强筋健骨，美容养颜，乌须黑发。

【主治】白发。

【来源】《古今医统大全》

旱莲膏

【组成】旱莲草（在六月下半月、七月上半月采十六斤，不许水洗，扭干取汁，对日晒过五日，不住手搅一午时）十六斤，真生姜汁一斤，蜜一斤。

【用法】每日服用两次，每次10毫升。

【功效】乌须黑发。

【主治】白须发。

【来源】《古今医鉴》

神仙乌云丹

【组成】首乌（入砂锅内，以黑豆同蒸半日，去豆，用好酒浸一七，晒干再蒸、浸七次）半斤，破故纸（酒洗，砂锅内炒黄色）一斤，旱莲汁（如无汁，旱莲为末亦可）二两，槐角子（为末）

二两，梧桐泪（即木律，为末）二两。

【用法】每日一次，每次五十丸。

【功效】乌须黑发，返老还童，壮骨补精，固本培元。

【主治】白发。

【来源】《古今医鉴》

旱莲丸

【组成】旱莲汁（晒）半斤，生姜（取汁晒半斤）三斤，生地黄（酒泡去汁，晒半斤）二斤，细辛一两，破故纸（面炒）一斤，杜仲（炒）半斤，五加皮（酒浸）半斤，赤茯苓（乳汁浸）半斤，枸杞子四两，川芎四两，没石子二两。

【功效】乌须黑发。

【主治】白发。

【来源】《古今医鉴》

一醉不老丹

【组成】莲花蕊、生地黄、槐角子、五加皮各三两，没石子（三阴三阳）六个。

【用法】每日服用二次，每次一至二丸。

【功效】养血化痰，乌须黑发。

【主治】白发。

【来源】《古今医鉴》

古庵心肾丸

【组成】熟地、生地、山药、茯神各三两，当归、泽泻、盐酒炒黄柏各一两半，山茱萸、枸杞子、酥炙龟板、牛膝、黄连、丹皮、酥炙鹿茸各一两，生甘草五钱，朱砂一两。

【用法】每日一次，空腹或温酒送服。

【功效】乌须黑发。

【主治】白发。

【来源】《杂病源流犀烛》

二至丸

【组成】冬青子，旱莲草（不拘多少）。

【用法】冬青子（即女贞实，冬至日采，不拘多少，阴干，蜜酒拌蒸，过一夜，粗袋擦去皮，晒干，为末，瓦瓶收贮，或先熬旱莲膏旋配用）。旱莲草（夏至日采，不拘多少，捣汁熬膏，和前药为丸）。一方加桑椹干为丸。或桑椹熬膏和入。每日一次，以酒送服。

【功效】益肝补肾，强阴黑发。

【主治】白发。

【来源】《冯氏锦囊秘录》

桃麻丸

【组成】胡桃肉，黑芝麻各等份。

【用法】捣烂，丸如龙眼肉大，空心饥时细嚼数枚，白汤过口，参汤圆汤弥佳。每日一次，空腹服用。

【功效】填髓固精，润肌黑发。

【主治】白发。

【来源】《顾松园医镜》

造酒乌须秘方

【组成】怀生地黄四两、赤白何首乌（煮水制过地黄，勿犯铁器）各一斤，真生姜汁四两，小红枣肉（净）三两，大当归二两，麦门冬（去心）二两，甘枸杞子二两，胡桃肉三两，莲肉三两，土蜜三两。

【用法】上先用白酒洗净地黄，将何首乌水去渣煨地黄，煮俟干，再用姜汁煨干为度，便将地黄捣烂，以一官斗糯米，净水十二斤，作酒曲。

【功效】乌须黑发，延年益寿。

【主治】白发。

【来源】《济世全书》

槐胆丸

【组成】实槐子。

【用法】一日一粒，二日二粒，渐加至十五粒止，以后一日递减一粒，周而复始。

【功效】黑发固齿。

【来源】《济世全书》

固精明目菟丝子丸

【组成】何首乌赤白（用极大者，米泔水浸一宿，以瓷瓦片刮去粗皮，捶碎，如指顶大，取黑豆、牛膝酒洗，同入砂锅，木甑铺作数层，上多盖黑豆蒸之，待黑豆香熟取出晒干，务以九蒸九晒为度，凡制前药，必于静室。忌僧尼，道士，女人，鸡犬畜类见之）各八两，菟丝子（用无灰酒浸，砂锅煮制，入石臼中捣成饼晒干，焙干，杵碎，用人乳拌晒干）八两，川当归（酒洗去头尾，用身）八两，大贝母（圆白无油者，去心）八两，川续断（折断有烟尘出者真，去芦）四两，甘枸杞（用人乳拌晒，焙干）

四两，山茱萸（取鲜红润泽者，去核）八两，川牛膝（去芦，以手折断不见铁）八两，补骨脂（去浮子，以黑芝麻半斤，拌炒出火）四两，芡实八两，莲肉（去心）八两，白茯苓（用人乳晒干三次）八两，赤茯苓（用黑牛乳拌，晒干三次），远志肉（用甘草水煮，去骨，晒干）八两，辽参（量其人可服几何，但不得过八两）。

【用法】上为极细末，每日一次，每次服2钱5分，空腹服用。

【功效】乌须黑发，倍长精神。

【来源】《济阳纲目》

补天大造丸

【组成】紫河车（长流水洗净，用乌铅匣拌蜂蜜八两，藏入匣中，仍将匣口烙没，隔水煮一炷香，候冷开出，石臼中捣烂，拌入诸药末中，捶千下，烘脆重磨）一具，虎骨（胫酥炙）二两，嫩鹿茸（酥炙）二两，大龟板（酥炙）二两，泽泻（去毛）三两，白茯苓（乳制）三两，怀生地（九蒸九晒）八两，牡丹皮（酒洗），山茱萸（酒洗，去核）、天冬（去心）、麦冬（去心）、五味子各三两，枸杞子四两，补骨脂二两，归身四两，菟丝子三两，怀牛膝三两，川杜仲三两，肉苁蓉三两。

【用法】每天一次，每次百丸，空腹，以酒送服。

【功效】生精养血，益气安神，乌须黑发，固齿牢牙，强筋健骨。

【来源】《不居集》

坎离丸

【组成】黑豆，红枣。

【用法】黑豆，不拘多少，用桑椹汁浸透，蒸熟，再浸，再蒸，共五遍。上为末，另用红枣，量足配豆末成丸之数。蒸熟，去皮核，捣如泥，和黑豆末为丸，或印成饼，随便食。

【功效】乌须黑发，强筋健骨。

【来源】《种子补益受胎寿子论》

回春乌龙丸

【组成】乌龙（即乌犬骨，连头至尾脊骨一条，不用水洗，用黄酒浸一宿，用硼砂五钱，和奶酥油搽骨上，火炙黄色为度，秤骨二十四两足。犬须一周年者佳，如走去阳者不效。一犬不足，用二犬骨，务秤足分两）一付，胡桃仁（去皮，炒黄）五钱，巴戟（酒浸，去骨）一两，石莲子（去壳）一两，枣仁（炒）一两，远志（甘草水浸，酒炒）一两，肉苁蓉（酒洗，去鳞甲）三两，石斛（要金钗者）二两，桑寄生二两，大茴香（酒炒）一两，故纸（酒炒）二两，石菖蒲一两，芡实（炒）一两，莲须一两，鹿茸（炙酥）一对。

【用法】每日一次，空腹服用，以酒送服。

【功效】聪耳明目，乌须黑发，齿落更生。

【来源】《寿世传真》

八宝丹

【组成】赤白何首乌（竹刀刮去粗皮，米泔水浸一宿，用黑豆二斗，每次三升二合以水泡张，每豆一层，在底何首乌一层，在上重重铺毕，用砂锅柳木甑蒸之，以豆熟为度，拣去豆晒干，又蒸，如此九次，将何首乌晒干，为末听用）各一斤，赤茯苓（用竹刀刮去粗皮，木槌打碎，为末。用盆盛水将药倾入盆内，其筋膜净，水上者去之，沉盆底者留用。如此三次，湿团为块，就用黑牛乳五碗，放砂锅内慢火煮之，候乳尽入茯苓内为度，仍晒，研为细末，净用）一斤，白茯苓（制如上法，用人乳煮，候煮乳尽，晒干为末）一斤，怀庆山药（姜汁炒，为末）四两，川牛膝（去芦，酒浸一宿，待何首乌蒸至七次，再将牛膝同铺豆上，蒸二次，研为细末）八两，川当归（酒浸一宿晒干，为末）八两，破故纸（用黑芝麻如数同炒，芝麻熟为度，去芝麻将故纸研为细末）四两，甘州枸杞（去梗晒干，为末）八两，菟丝子（去砂土净，酒浸生芽，捣为饼，晒干，为末）八两，一方有杜仲（去粗皮，姜汁炒断丝，为末）八两。

【用法】每日一次，每次七八十丸。

【功效】平调气血，滋补五脏，乌须黑发，延年益寿。

【主治】白发。

【来源】《养生类要》

首乌丸

【组成】何首乌，菟丝子，豨莶草，桑椹，金樱子，旱莲草，补骨脂，桑叶，女贞子，牛膝，地黄，金银花，黑芝麻。

【用法】水蜜丸剂，每袋重6克。1次6克，1日2次，早、晚淡盐水送服。

【功效】滋补肝肾，乌须黑发。

【主治】肝肾不足所致腰膝酸软疼痛，头晕眼花，耳鸣耳聋，须发早白，各种脱发等，亦用于老年人的腰腿痛及高脂血症。

【来源】《中医大辞典》

乌须黑发丸

【组成】何首乌，当归，菟丝子，枸杞，茯苓，怀牛膝，补骨脂各120克。

【用法】口服。①蜜丸剂：每瓶120克，成人1次9克，1日3次。②糖浆剂：每支10毫升，成人1次10毫升，1日2~3次。

【功效】滋养肝肾，补益精血，乌须黑发。

【主治】用于肝肾亏虚、精血不足之须发早白、脱发、腰膝酸软、头晕耳鸣、神疲乏力、头痛、面色萎黄不华及失眠、健忘、遗精早泄、女子月经不调等症，但以治须发早白、脱发最宜。现代多用于神经衰弱、贫血、低血压、神经官能症、慢性前列腺炎、慢性盆腔炎、慢性肾炎、肾功能不全等属肝肾亏虚者。

【来源】《中医大辞典》

紫石英丸

【组成】紫石英三分，熟干地黄（洗焙）四两，鹿茸（酒炙）、柏子仁、阿胶（锉碎，炒成珠子）、当归（洗焙）、川芎、赤芍药、续断、附子（炮，去皮脐）各一两，人参（去芦头）半两，白术半两，肉桂（去粗皮）半两。

【用法】每日一次，每次三十丸，空腹，温酒送服。

【功效】益血生发。

【主治】妇人血虚，头目眩晕，足如履空，呕吐不食，经脉不匀，心悸多忧，脱发。

【来源】《杨氏家藏方》

蒲公散

【组成】蒲公英（摘净切）四两，血余（洗净）四两，青盐四两。

【用法】上药用瓷罐一个，盛蒲公英一层，青盐一层，盐泥封固淹春秋五日，夏三日，冬七日，桑柴火，令烟尽为度，候冷取出，碾为末。每服一钱，清晨酒调服。

【功效】乌须生发。

【主治】脱发。

【来源】《古今医鉴》

养血乌发剂

【组成】何首乌30克，生地24克，梁糖15克，黑芝麻30克，菟丝子15克，女贞子15克。

【用法】煎服，每次200毫升，每日二次。

【功效】养血润燥，补肾乌发。

【主治】须发早白。

【来源】医药世界，2000，(04)。

斑秃丸

【组成】熟地、何首乌、当归、丹参、白芍、羌活各等份。

【用法】每丸9克，1次1丸，1日2次，温开水送服。

【功效】滋补肝肾，养血祛风，益精生发。

【主治】由于肝肾亏虚，精血不足，发失所养所致斑秃、干性脂溢性脱发、早秃等。

【来源】《中医大辞典》

养血生发胶囊

【组成】熟地黄30克，当归30克，川芎30克，何首乌60克，天麻15克，木瓜60克，羌活30克。

【用法】1次3~4粒，1日2~3次，温开水送服。

【功效】养血祛风，补肾生发。

【主治】脂溢性脱发，血虚脱发，病后、产后脱发，头皮发痒，斑秃等症。

【来源】《中医大辞典》

加味养血生发汤

【组成】生地25克，熟地25克，鸡血藤25克，首乌藤25克，生黄芪15克，川芎15克，白芍25克，明天麻10克，冬虫夏草10克，旱莲草15克，桑椹25克，木瓜10克。

【用法】水煎服。

【功效】滋补肝肾，养血生发。

【主治】肝肾不足，血虚之斑秃。

【来源】《中医大辞典》

三仙丸

【组成】侧柏叶120克，当归身30克。

【用法】每日两次，每次五十到七十丸。

【功效】凉血养血，疏风生发。

【主治】头发脱落。

【来源】《中医大辞典》

猪肾方

【组成】猪肾一具，茯苓、桑寄生、干姜、干地黄、川芎各三两，白术四两，麦冬一升，附子中者一枚，大豆三合。

【用法】水煎服，每日四次，每次200毫升。

【功效】生发。

【主治】脱发。

【来源】《备急千金要方》

桑菊饮

【组成】桃花3克，霜桑叶3克，杭菊花1克，食盐少许。

【用法】将上四味，用沸水冲泡，加盖5分钟即可饮用。代茶常饮。

【功效】可调气血，乌须发。

【主治】白发。

【来源】《中华养生药膳大典》

七仙丹

【组成】人参、生地黄、熟地黄、麦门冬（去心）、天门冬、小茴香、白茯苓各等份，何首乌加倍。

【用法】上为细末，炼蜜为丸，如弹子大。每服1丸，嚼烂，空腹时用好黄酒或盐汤送下。

【功效】补心肾，驻容颜，黑髭发。

【主治】心肾阴亏血虚，心悸失眠，腰痛耳鸣，虚弱骨蒸，口干咽燥，头发早白。

【来源】《丹溪心法附余》

自拟生发方

【组成】党参10克，生地10克，熟地10克，天冬10克，麦冬10克，黄精10克，制首乌10克，茯苓10克，女贞子10克，墨旱莲10克，枸杞10克，菟丝子10克，桑椹子10克，甘草6克。

【用法】每日1剂，分2次开水冲服，每次200毫升。

【功效】滋补肝肾，养血益精，祛风生发。

【主治】肝肾亏虚，防止脱发。

【来源】中医药信息，2018，35（01）

首乌生发方

【组成】首乌（炙），黄精，黑豆（各15克）。

【用法】可热服或蒸服，每天1剂，分早晚两次服用，连汤带药同根。

【功效】滋补肝肾，固发乌发。

【主治】防止头发早白，固发防脱。

【来源】湖南中医杂志，2013，29（12）

乌须生发汤

【组成】侧柏叶、何首乌、丹参、旱莲草各30克，女贞子、当归各15克。

【用法】水煎服，每日2次，每次200毫升。

【功效】固发乌发。

【主治】头发早白，固发防脱。

【来源】新中医，2005，（02）

清肺生发汤

【组成】桑白皮、地骨皮、黄芩、麻子仁、柏子仁、制首乌、苍耳子、知母、生地黄、牡丹皮各9克，白茅根30克，生甘草15克。

【用法】水煎服，每日2次，每次200毫升。

【功效】清肺凉血乌发。

【主治】青少年白发，或症见头发渐渐枯黄、脱发，甚者大把脱发，尤以额际为甚。

【来源】《刘树农医论选》

神应养真丹

【组成】羌活，天麻，当归，白芍，川芎，熟地（酒蒸捣膏），木瓜，菟丝子各等份为末。

【用法】每次10克，日2次，饭后温酒或盐汤送下。

【功效】滋肝补肾，活血祛风，养血生发。

【主治】适用于肝、肾、血虚而有瘀血在内，风邪外袭以致风盛血燥，不能荣养的脱发症。

【来源】《外科正宗》

紫石英丸

【组成】紫石英三分，熟干地黄四两，鹿茸一两，柏子仁一两，阿胶一两，当归一两，川芎一两，赤芍药一两，续断一两，附子一两，人参半两，白术半两，肉桂半两。

【用法】每日一次，每次三十丸，空腹，温酒送服。

【功效】益血生发。

【主治】妇人血虚，头目眩晕，足如履空，呕吐不食，经脉不匀，心悸多忧。

【来源】《杨氏家藏方》

二、外用方

黑发麝香油方

【组成】香油二斤，柏油二两（另放），诃子皮一两半，没食子六个，川药煎三两，五倍子五钱，酸榴皮五钱，真胆矾一钱，猪胆二个，另放，旱莲台五钱。

【用法】先晚洗头发净，次早擦之。

【功效】乌须黑发。

【主治】白发。

【来源】《香奁润色》

柏枝油

【组成】柏枝（干者），椒红，半夏各三两。

【用法】用水500毫升，煎至250毫升，入蜜少许，再煎一二沸。每用时入生姜汁少许，调匀，擦无发处，每日二次。

【功效】去风生发。

【主治】脱发。

【来源】《杨氏家藏方》

摩顶膏

【组成】川芎，川独活，川羌活，射干，井泉石，仙灵脾，防风，甘草，苍术，草决明，石决明，丹砂，白术各三分。

【用法】将上药制成膏，每次适量，摩于头顶20~30遍，令入发根中。

【功效】退热毒风，生发。

【主治】脱发。

【来源】《普济方》

黑豆沥方

【组成】黑豆三合，巨胜子三合，诃黎勒皮一两。

【用法】上药制成膏，涂抹。

【功效】生发。

【主治】治小儿白秃疮及疳，头发连根作穗脱落。

【来源】《儿科通论》

梳头零陵香油方

【组成】零陵香半两，乌麻油一两，茅香半两，莲子草一两，细辛半两，藁本半两，芎䓖半两，白芷半两，生铧铁（捣碎）五两，诃黎勒皮一两，没石子一两，酸石榴皮一两，牛膝一两去苗，白檀香一两，沉香一两，地骨皮半两。

【用法】每日一次，外涂。

【功效】益发令黑，光滑润泽。

【主治】白发。

【来源】《太平圣惠方》

冷油涂头方

【组成】干莲子草半两，蔓荆子，细辛，藁本，柏子仁，芎䓖，白芷，甘松香，零陵香，白檀香（以上各一两），胡桃（去皮）二十颗，铧铁（捣碎）一斤。

【用法】每日一次，外涂。

【功效】治风益发，润泽不白。

【主治】白发。

【来源】《太平圣惠方》

破块丸

【组成】虎骨、野葛各三两，附子一十五枚，甘草、细辛、各一两，杏仁、巴豆（去皮心）、芎䓖（切）各一升，蜀椒，雄黄各二两，猪脂六斤。

【用法】每日一次，外涂。

【功效】破毒消痈，黑发。

【主治】疮毒风肿，白发。

【来源】《普济方》

摩顶黑发方

【组成】白芷，附子（去皮脐生用），连翘，防风（去芦头），卷柏，零陵香，蔓荆子，莲子草，踯躅花，川芒硝各一两。

【用法】每日一次，涂抹。

【功效】黑发乌须。

【主治】发黄浸油。

【来源】《太平圣惠方》

泽兰膏

【组成】没石子、乌药、鸡肠草、莲子草、青胡桃皮、醋石榴皮、马齿苋、青盐、熟干地黄、东南柳枝皮（锉）各一两，猜猪鬃（剪如半豆长）五两，麝香细研一分。

【用法】每日一次，涂抹。

【功效】黑发乌须。

【主治】须发早白。

【来源】《普济方》

黑髭揩齿散

【组成】细辛、续断、皂荚、石南草、泽兰、厚朴、乌头、莽草、白术各二两，蜀椒二升，杏仁（去皮）半升。

【用法】每日一次，涂抹。

【功效】黑发乌须。

【主治】须发早白。

【来源】《普济方》

茯苓术散

【组成】蜀椒三两半，莽草二两，干姜、半夏、桂心、珌茹、附子、细辛（均生用）各一两。

【用法】每日一次，涂抹。

【功效】黑发乌须。

【主治】发白及秃落。

【来源】《普济方》

长发方

【组成】角附子一枚，大酢半升。

【用法】每日一次，涂抹。

【功效】乌须黑发。

【主治】白发。

【来源】《千金翼方》

泽兰膏方

【组成】细辛，续断，皂荚，石南草，泽兰，厚朴，乌头，莽草，白术（各二两），蜀椒二升，杏仁（去皮）半升。

【用法】每日一次，涂抹。

【功效】乌须黑发。

【主治】白发。

【来源】《外台秘要》

千金翼白发令黑方

【组成】八角附子一枚，大酢半升。

【用法】每日一次，涂抹。

【功效】乌须黑发。

【来源】《外台秘要》

近效换白发及髭方

【组成】熊脂二大两，白马鬐脂（细切熬之以绵滤绞汁）一两，婆罗勒（去皮取汁，以指甲掐之即有汁）十颗，生姜一两，母丁香半大两。

【用法】每日一次，涂抹。

【功效】乌须黑发。

【来源】《外台秘要》

黑发散

【组成】宫粉、真蛤粉、黄丹、密陀僧、石灰（各等份）。

【用法】每日一次，涂抹。

【功效】乌须黑发。

【主治】白发。

【来源】外科通论

摩顶膏方

【组成】生油二升，黄牛酥三两，莲子草汁一升，淡竹叶一握，大青一两半，葳蕤一两半，曾青（细研）一两，石长生一两半，吴蓝一两，槐子一两半，川朴硝一两半，青盐二两，栀子仁一两半。

【用法】每日一次，涂抹。

【功效】退热毒风，乌须黑发。

【主治】眼疾，白发。

【来源】《肘后备急方》

治小儿头不生发方

【组成】楸菜中心。

【用法】每日一次，涂抹。

【功效】生发。

【主治】小儿头不生发。

【来源】《小品方》

摩发膏方

【组成】细辛、防风、续断、芎䓖、皂荚、辛夷各一两，柏叶、白芷各二两、桑寄生三两，泽兰、零陵香各二两半）蔓荆子四两，竹叶切三合，松叶切三合，乌麻油四升。

【用法】每日一次，涂抹。

【功效】生发。

【来源】《太平圣惠方》

无比神验方

【组成】羊粪（半烧半生）二两，瓦松（半烧灰半曝干）二两，铁粉二两，胡桃仁一斤，槐胶一两。

【用法】每日一次，涂抹。

【功效】生发，乌须黑发。

【来源】《太平圣惠方》

黑豆膏方

【组成】黑豆三合，巨胜子三合，诃黎勒皮一两。

【用法】每日一次，涂抹。

【功效】生发。

【主治】小儿脑疳，脱落不生。

【来源】《太平圣惠方》

香薷煎方

【组成】陈香薷二两，胡粉一两，猪脂半两。

【用法】每日一次，涂抹。

【功效】生发。

【主治】小儿白秃，不生发，燥痛。

【来源】《太平圣惠方》

蔓菁子散方

【组成】蔓菁子。

【用法】每日一次，涂抹。

【功效】生发。

【主治】小儿头秃不生发。

【来源】《太平圣惠方》

摩顶青莲膏方

【组成】生麻油二升，酥、曾青（研）各一两，大青、栀子叶、长理石、葳蕤、朴硝、吴蓝各一两半，槐子一两一分，淡竹叶一握，空青（研）二两，盐花三两，连子汁一升。

【用法】每日一次，涂抹。

【功效】生发。

【主治】五脏风毒上攻，眼目障翳、脱发。

【来源】《圣济总录》

摩顶膏方

【组成】莲子草、蓝青各一握，油一升。

【用法】每日一次，涂抹。

【功效】生发凉脑。

【主治】一切眼疾，翳膜遮障、脱发。

【来源】《圣济总录》

发鬓秃落生发膏

【组成】莽草一两，防风、升麻、白芷各二两，荠苨二两，蜣螂四个，驴鬐膏、豹膏（一作狗膏）、马鬐膏、熊膏、猪膏（各半升）。

【用法】每日一次，涂抹。

【功效】生发。

【主治】脱发。

【来源】《御药院方》

紫金油

【组成】鲫鱼胆二十个，铁銼（五钱大）一片，诃子五枚，郁金二枚，黄芩半两，黑豆一大合，紫草半两，零陵香半两，生姜汁一大合。

【用法】每日一次，涂抹。

【功效】生发。

【主治】治妇人发落稀黄。

【来源】《杨氏家藏方》

生发膏

【组成】松脂、白芷、天雄、莽草、踯躅花各一两，秦艽、独活、乌头炮裂、辛夷仁、甘松、零陵香、沉香、牛膝、木香各三两，松叶、杏仁（汤浸去皮尖研）、藿香叶、莎草根、甘菊花、蜀椒（去目并闭口者）、芎䓖各二两。

【用法】每日一次，涂抹。

【功效】生发。

【主治】脱发。

【来源】《普济方》

白屑膏

【组成】蔓荆子、附子（去皮）、泽兰、防风、杏仁（去皮）、零陵香、藿香、芎䓖、天雄、辛夷各一两，沉香二两，松脂、白芷各三两，马鬐膏、松叶切、熊脂各一两，生麻油四升。

【用法】每日一次，涂抹。

【功效】生发。

【主治】头风痒并白秃。

【来源】《普济方》

自拟外用乌发汤

【组成】首乌45克，旱莲草25克，桑椹30克，黑豆45克，女贞子15克，乌梅15克，石榴皮30克，当归20克，川芎25克，鸡血藤20克，黄柏15克，黄连10克，伴有脱发加桑寄生25克，蔓荆子20克。

【用法】以上诸药煎汤备用，治疗者头天洗净头发，用煮好的乌发汤500毫升左右均匀浇在头上使头发全部浸湿，边浇边按摩15分钟左右再用毛巾包裹起来，3小时后用清水洗净，次日方可用洗发液洗发。

【功效】补肾阳，益精气，乌须发。

【主治】肾阳亏虚，精血不足，须发白。

【来源】云南中医中药杂志，2009，30（02）

中医乌发洗方

【组成】皂角500克，何首乌250克，蜂蜜25克，食醋25克。

【用法】先将皂角用热水浸泡，待泡软时捣成糊状，与何首乌，蜂蜜，食醋混合放入锅内，煮沸半小时以上，待何首乌被煎烂后，除渣留药液备用。每周用此药洗发1~2次。

【功效】乌发润发。

【主治】头发发白。

【来源】蜜蜂杂志，2010，30（05）

柏叶散

【组成】何首乌、地骨皮、白芷各等份，侧柏叶加倍。

【用法】上为粗末，每用15克，入生姜10片，水1大碗，煎五七沸，去滓，睡前淋洗。

【功效】营养眉须。

【主治】发枯不荣。

【来源】《御药院方》

沐发方

【组成】桑白皮、侧柏叶各等份，宣木香减半。

【用法】浸油，搽头用。

【功效】润发黑发。

【主治】白发。

【来源】《外治寿世方》

脱发方

【组成】猴姜。

【用法】以猴姜浸水擦之，每日一次。

【功效】补肾固本，活血生发。

【主治】肾虚脱发或油风。

【来源】《香奁润色》

生秃乌云油方

【组成】桑白皮、侧柏叶各等份，宣木香减半。

【用法】上药，各生用挫碎，绍袋盛，清香油浸七日，取油，日三度擦无发处，切勿令油滴白肉上。

【功效】祛风活血。

【主治】脱发。

【来源】《香奁润色》

防脱发经验方

【组成】茶枯粉60克。

【用法】加入温水中搅匀，把头发浸入温水中洗头，洗头后用毛巾包头30分钟，再换用清水洗1遍。每日1次，坚持三个月。

【功效】乌发，防脱发。

【主治】头发不固。

【来源】中国民间疗法，2016，24（08）

乌发生发汤

【组成】侧柏叶、何首乌、旱莲草各100克，当归50克。

【用法】每天1剂，加水煎至适量，早晚熏洗头部各1次。

【功效】乌发，防脱发。

【主治】头发不固。

【来源】新中医，2005，（02）

海艾汤

【组成】蕲艾，菊花，藁本，蔓荆子，防风，薄荷，荆芥，藿香，甘松各等份。

【用法】加水煎数滚，先将热气熏头面，候汤稍温，用布蘸洗，每日2次。1剂用4天后再换新药。

【功效】祛风生发。

【主治】脱发。

【来源】《医宗金鉴》

令发不落方

【组成】榧子，核桃，侧柏叶各等份。

【用法】上药共捣烂，浸泡在雪水中，备用。每日用梳子蘸水梳头。

【功效】固发防脱。

【主治】防止头发脱落并使头发柔润乌黑。

【来源】《太平圣惠方》

黑豆沥方

【组成】黑豆三合，巨胜子三合，诃黎勒皮一两。

【用法】涂抹。

【功效】生发。

【主治】治小儿白秃疮及疳，头发连根作穗脱落。

【来源】《儿科通论》

第三节　美　齿

美齿是美化、稳固牙齿。美齿包括洁齿和固齿。洁齿指通过清洁牙齿，保持牙齿洁净，或改善牙齿黄黑的状态；固齿指牙齿稳固坚牢，不易动摇、脱落或使已松动的牙齿光泽坚固。中医学理论认为“齿为脏腑之门户”，牙齿是人体消化系统第一个重要器官，起到磨谷食、助消化的作用，同时也是影响面容美不可忽视的因素。

一、内服方

杨氏还少丹

【组成】干山药、牛膝（酒浸）、远志（去心）、山茱萸（去核）、白茯苓（去皮）、五味子、巴戟（酒浸去心）、肉苁蓉（酒浸一宿）、石菖蒲、楮实、杜仲（去粗皮、姜汁酒拌同炒、断丝）、舶茴香各一两，枸杞子、熟地黄各二两。

【用法】每日三次，每次三十丸，以温酒或盐汤送服。

【功效】固齿美颜。

【主治】一切虚损，牙齿不固。

【来源】《医灯续焰》

金陵煎

【组成】金陵草一秤，生姜（绞汁）一斤，白蜜一斤。

【用法】每日两次，每次三十丸。

【功效】乌须固齿。

【主治】一切虚损，牙齿不固。

【来源】《神农本草经疏》

秘传二仙糕

【组成】人参、山药、白茯苓、芡实仁、莲肉（去皮心）各半斤，糯米一升半，粳米三升半，蜜半斤，白糖十斤。

【用法】每日一次，每次1大匙，白汤调下。

【功效】固齿黑发，益肾壮阳，补养脾胃。

【主治】白发，牙齿不固。

【来源】《扶寿精方》

延龄长春丹

【组成】人参三两，当归三两，黑芝麻（酒洗，九蒸，俱晒干）八两，何首乌（酒浸，九蒸，晒干）八两，枸杞三两，茯神三两，山茱萸二两，杜仲（盐水炒）二两，天冬二两，白术（炒）二两，柏子仁二两，覆盆子二两，黄精（酒浸，蒸，晒干）八两，远志（炙）五钱，甘草五钱。

【用法】每日一次，一次10克。

【功效】填精益肾，补气和血，健步轻身，固齿延年。

【主治】虚损元气之症，牙齿不固。

【来源】《太医院秘藏膏丹丸散方剂》

长生不老丹

【组成】青盐三两，黑豆一升，何首乌（米泔水泡，铜刀刮去皮，将黑豆并青盐水对酒各一半，同煮何首乌，干，去筋）五斤，白茯苓、赤茯苓各八两，归身（酒洗）八两，白扁豆（姜汁浸，酒、水各半煮干）八两，芡实（去壳炒）八两，薏米仁（炒）八两，天冬（去心）八两，麦冬（去心）八两，知母（酒炒）八两，枸杞（酒炒）八两，菟丝子（酒煮）八两，莲肉（去心）八两，牛膝（酒浸）八两，冬青子（酒浸）八两，黑芝麻（酒拌炒）八两，覆盆子（酒蒸）一两，川巴戟（酒浸）八两，人参量加。

【用法】上为细末，炼蜜为丸，如梧桐子大。每日一次，每次服2~3钱。

【功效】滋阴健脾，补气养血，顺畅三焦，培补五脏，乌须固齿。

【主治】虚损元气之症，牙齿不固。

【来源】《奇方类编》

草灵丹

【组成】真川椒（去子，炒出汗）、茅山苍术（酒浸焙干）各四两，茴香（盐水炒）、白茯苓（去皮炒）各二两，川乌（去皮脐）、炙甘草各一两，熟地（酒浸）、真山药各三两。

【用法】每日一次，每次三十丸至四五十丸，空腹，温酒送服。

【功效】益寿延年，添精补髓，乌发固齿，强筋壮血。

【主治】虚损元气之症，牙齿不固。

【来源】《验方新编》

地黄丸

【组成】白茯苓、人参、山茱萸各四两，枸杞三两，生地（取汁）五斤，蜜一斤，酥（少许）。

【用法】每日三次，每次二十丸。

【功效】固齿益肾。

【主治】虚损元气之症，牙齿不固。

【来源】《证治汇补》

长春不老仙丹

【组成】仙茅（酒浸洗）四两，山茱萸（酒蒸去核）二两，白何首乌（同赤首乌制）四两，川萆薢（酒洗）二两，赤何首乌（米泔浸洗，捶碎如枣核大，入黑豆同蒸，三日极黑）四两，补骨脂（酒炒）二两，黄精（酒蒸）四两，大怀生地黄（酒洗净，掐断晒干）二两，大怀熟地黄（用生地黄酒浸洗，碗盛放砂锅内蒸一日，极黑掐断晒干）二两，巨胜子二两，怀山药二两，甘枸杞子二两，天门冬（水润去心）二两，麦门冬（水润去心）二两，白茯苓（去皮，人乳浸晒，三次）二两，辽五味子二两，小茴香（盐酒炒）二两，覆盆子二两，揀参二两，嫩鹿茸（酥炙）二两，怀牛膝（去芦，酒洗）二两，柏子仁二两，青盐二两，川杜仲（去皮，酒炒）二两，当归身（酒洗）二两，川巴戟（水泡去心）一两，菟丝子（酒洗净，入砂锅酒煮烂，捣成饼晒干）二两，肉苁蓉（酒洗）二两，川椒（去目，微炒）一两，远志（甘草水泡，去心）二两，锁阳（炙酥）三两，阴虚火动，素有热者，加川黄柏（酒炒）二两，知母（酒炒）二两，紫河车（用壮盛妇人首生男胎，先将米泔水洗净，次入长流水中再洗，新瓦上慢火焙干）一具。

【用法】每服三钱，每日一次，以酒送服。

【功效】滋肾养心，强筋健骨，扶元润肤，聪耳明目，宁心益智，乌须黑发，固齿坚牙，延年益寿，壮阳种子，却病轻身。

【主治】治诸虚百损，五劳七伤，牙齿不固。

【来源】《寿世保元》

滋阴清胃固齿丸

【组成】山药末一两，牡丹皮末一两，黄柏（酒炒，为末）二两，升麻末二两，当归末（酒洗）一两，元参末一两，干葛末一两，黄连（酒炒，为末）一两。

【用法】每服三钱，每日一次，白汤送服。

【功效】固齿。

【主治】牙痛。

【来源】《寿世保元》

槐胆丸

【组成】实槐子。

【用法】一日一粒，二日二粒，渐加至十五粒止，以后一日递减一粒，周而复始。

【功效】黑发固齿。

【主治】牙痛。

【来源】《济阳纲目》

草还丹

【组成】苍术（用酒、醋、米泔、盐水各浸一两）四两；葫芦巴、故纸、小茴香、川乌、川楝肉各一两，覆盆子二钱，木香五钱、山药、穿山甲、地龙、茯苓、枸杞子、牛膝（均为末）各三钱。

【用法】每日一次，每次五十丸，空腹，以酒送服。

【功效】壮脾胃，进饮食，益精髓，补肾经，固元阳，轻腰脚，安五脏，通九窍，明耳目，悦颜色，乌须固齿。

【主治】诸虚百损，五劳七伤，牙齿不固。

【来源】《医学入门》

二才大补膏

【组成】天门冬（去心）四两，麦门冬（去心）四两，人参四两，大怀生地黄一斤，大怀熟地黄一斤，怀牛膝（去节）四两，甘枸杞子四两，何首乌八两。

【用法】水煎服，每次200毫升，每日2次。

【功效】乌须黑发，明目聪耳，固齿牢牙，延年益寿。

【主治】诸虚百损，五劳七伤，牙齿不固。

【来源】《济世全书》

补肾固齿丸

【组成】熟地黄，生地黄，骨碎补，枸杞，牡丹皮，山药，五味子，紫河车各等量。

【用法】每瓶80克，成人1次4克，1日2次，温盐开水送服。

【功效】滋阴潜阳，补肾固齿。

【主治】用于肾虚牙痛齿摇、牙痛酸软、不能咀嚼、牙龈出血、腰酸膝软、舌质淡红、脉沉细等症。现代多用于慢性牙周炎、牙龈炎、牙龈萎缩等见有上述表现者。

【来源】《博济方》

地黄散

【组成】生干地黄十二分，升麻一两，诃子二枚，白盐花半分，麻籸四合，粟馈饭一大合，朱砂（细研，临烧时以沙牛粪调之，免飞上）一两。

【用法】水煎服用。

【功效】驻颜益齿。

【主治】肾虚齿痛。

【来源】《博济方》

自拟固齿方

【组成】生地、桑椹各30克，知母、胡桃肉各12克，黄柏、细辛、黄连各5克，骨碎补、龙骨、牡蛎各20克。

【用法】水煎，饭前服。另取马勃、青黛、生地炭各6克，苦参3克，共研末，每取2克蜜调，涂内外龈根，慢慢含咽，日数次。

【功效】填精补肾，固齿止痛。

【主治】牙龈紫暗，牙质松动。

【来源】四川中医，1987，（07）

安肾丸

【组成】青盐（炒）、补骨脂（盐水炒）、山药、石斛、白茯苓、菟丝子（酒炒）、巴戟天、杜仲（姜汁炒）各30克，肉苁蓉（酒浸）、白蒺藜（炒）各等份。

【用法】上药研为末炼蜜为丸，梧子大，每日服70~80丸，分2次服，空腹盐开水送下。

【功效】益肾固精，强腰固齿。

【主治】肾虚牙齿豁落，隐痛。

【来源】《赤水玄珠》

滋阴清胃固齿丸

【组成】山药末一两，牡丹皮末一两，黄柏（酒炒为末）二两，黄连（酒炒为末）一两，升麻二两，当归末（酒洗）一两，元参末一两，干葛末一两。

【用法】炼蜜为丸，梧桐子大，每日服30丸，分两次服，空腹盐开水送下。

【功效】清热养阴，升举清阳。

【主治】热灼阴虚之牙齿松动。

【来源】《寿世保元》

地黄丸

【组成】白茯苓、人参、山茱萸各四两，枸杞三两，生地（取汁）五斤，蜜一斤，酥少许。

【用法】以前四味。用好酒一斗。煎至三升。去渣。入地黄汁、蜜、酥。同煎至可丸。丸如小豆大。每服二十丸。温酒下。日三服。

【功效】补脾肾，治齿动摇。

【主治】气阴两虚性牙齿松动。

【来源】《奇效良方》

治女人齿黑重白方

【组成】松节（烧灰），软石膏各等份。

【用法】研末频擦，一月雪白。须忌甜酒，大蒜，榴，枣，蜜糖。

【功效】清热泻火，白齿。

【主治】齿根暗黑。

【来源】《太平圣惠方》

二、外用方

益牙散

【组成】熟地黄、地骨皮、川芎、青盐（炒）、香附子、破故纸各二两，细辛、防风各二钱半，白蒺藜、五加皮、石膏各五钱，川椒、猪牙皂角各二钱。

【用法】擦牙。

【功效】补肾去脾湿热，固齿止疼，明目乌须发。

【主治】牙落重出。

【来源】《鲁府禁方》

固齿明目方

【组成】赤芍药，荆芥穗，香白芷，当归尾，防风，青盐（捣碎）各等份。

【用法】涂抹。

【功效】固齿明目。

【主治】牙落重出。

【来源】《鲁府禁方》

固齿乌须补肾兼治牙疼方

【组成】当归（酒浸洗）一两，川芎（水泡洗）一两，熟地黄（酒浸洗）一两，白芍药（纸包煨）一两，川牛膝（去芦，酒洗）一两，甘枸杞一两，香附子（盐水浸透）一两五钱，荆芥穗（洗净）八钱，雪白石膏一两五钱，青盐一两。

【用法】擦牙。

【功效】固齿乌须。

【主治】牙疼。

【来源】《医便》

擦牙方

【组成】槐枝五斤，食盐三斤，黑铅一斤。

【用法】擦牙。

【功效】固齿乌发。

【主治】齿痛。

【来源】《证治准绳》

固齿延寿膏

【组成】珍珠五钱，雄鼠骨五钱，秋石二钱，龙骨五钱，阳起石、象牙各五钱，鹿角霜五钱，广木香二钱半，沉香二钱，南川芎、怀熟地黄、白芍药、当归、乳香、没药各一钱，青盐一钱半，白芷、大小皂角各五分，破故纸（炒香，忌铁）三分，细辛（去土，洗净，晒干）三分。

【用法】擦牙。

【功效】固齿，益肾生津，壮骨强髓。

【主治】齿痛。

【来源】《扶寿精方》

江类苑指齿仙方

【组成】牙皂，生姜，升麻，生地黄，木律，旱莲，荷叶心，青盐各等量。

【用法】擦牙。

【功效】固齿黑发。

【主治】齿痛。

【来源】《扶寿精方》

乌须固齿补肾方

【组成】当归，雀脑芎，熟地黄，白芍药，香附米，甘枸杞，川牛膝，荆芥，青盐各二两。

【用法】擦牙。

【功效】乌须固齿。

【主治】齿痛。

【来源】《扶寿精方》

宣风牢牙散

【组成】青盐、细辛各七钱，川芎、当归（酒浸，焙）各一两。

【用法】涂抹漱口。

【功效】注颜坚肾，牢牙固齿。

【主治】齿痛。

【来源】《医方选要》

集仙固齿丹

【组成】五倍子三分，龙骨二分，甘草三分，蔗皮灰五分，人中白五分，黄柏末三分，青黛一分，枯矾一分，冰片一分，薄荷三分，儿茶三分，黄牛粪尖一个。

【用法】擦牙。

【功效】固齿。

【主治】齿痛。

【来源】《种福堂公选良方》

胡盐方

【组成】菊花一两，石斛一两，石膏一两，山楂一两，知母五钱，酒柏五钱，青盐三钱，菖蒲五钱。

【用法】擦牙。

【功效】固齿。

【主治】牙龈浮肿或流血。

【来源】《太医院秘藏膏丹丸散方剂》

擦牙乌须方

【组成】细辛六钱，熟地（晒干）、白蒺藜（去刺）、故纸、五味子（晒干）、没石子（黑黄者佳）、地骨皮（去粗皮）、旱莲草、枸杞子（晒干）、青盐（用草纸酒湿透，包放炭中微火煨）各一两五钱。

【用法】涂抹漱口。

【功效】固齿乌须。

【主治】白发齿痛。

【来源】《救生集》

擦牙固齿方

【组成】旱莲草（阴干切碎）半斤，香附米四两。

【用法】擦牙。

【功效】固齿。

【主治】齿痛。

【来源】《救生集》

九转仙方

【组成】净黄香珠三斤，净槐子一升，桑柴一担，红铜锅一个。

【用法】擦牙。

【功效】固齿，乌须。

【主治】白发，齿痛。

【来源】《救生集》

擦牙乌须不老神方

【组成】辽细辛六钱、熟地黄（晒干）、白蒺藜（去刺）、破故纸、五味子（晒干）、没石子（黑黄者佳）、地骨皮（去粗皮）、旱莲草、枸杞子（晒干），青盐（用草纸洒湿透，包放炭中微火煨）以上各一两五钱。

【用法】擦牙。

【功效】固齿乌须。

【主治】发白，齿痛。

【来源】《回生集》

乌须固齿极妙奇方

【组成】没石子（阴干，醋煮晒干）、枸杞子（炒）、青盐（放在荔枝壳内，外用纸包过，又用黄泥封固，火烧红为度）各一两，旱莲草（酒洗净，用炼过青盐一两二钱腌二日，再用原洗酒浸，晒干）四两，破故纸（用青盐水炒二钱）、当归（酒洗去尾）、地骨皮（炒）、菟丝子（酒煮，晒干）、北细辛（去芦）、牛膝（酒洗炒）、熟地黄各一两。

【用法】擦牙。

【功效】乌须固齿。

【主治】发白，齿痛。

【来源】《菉竹堂集验方》

乌须固齿擦牙散

【组成】白茯苓（坚白大者）四两，怀熟地（九蒸九晒）四两，赤白何首乌（酒浸蒸晒）各一两，地骨皮二两五钱，川椒七钱，细辛一两八钱，破故纸三两，蒺藜二两三钱，没石子，雌雄各一两，青盐（另研为末再入药）一两五钱，枸杞子（甘州者佳）二两五钱，旱莲草四两。

【用法】擦牙。

【功效】乌须固齿。

【主治】发白，齿痛。

【来源】《菉竹堂集验方》

壮阳固齿散

【组成】旱莲草一两，花椒（炒）三钱，石膏（煅）二两，青盐（煅）二两，小茴香一两，白芷五钱，升麻五钱。

【用法】擦牙。

【功效】壮阳固齿。

【**主治**】齿痛。

【**来源**】《菉竹堂集验方》

槐盐散

【**组成**】食盐四两，青盐二两，槐枝（切断，用水四碗，煎至半碗）一斤。

【**用法**】擦牙。

【**功效**】固齿。

【**主治**】食甘甜过多牙痛。

【**来源**】《灵验良方汇编》

固齿方

【**组成**】羊胫骨（烧灰存性）三钱，当归二钱，白芷，猪牙皂角，青盐各一钱。

【**用法**】擦牙。

【**功效**】固齿。

【**主治**】发白齿痛。

【**来源**】《丹溪治法心要》

固齿明目乌须黑发良方

【**组成**】何首乌（黑豆拌蒸一次，牛膝拌蒸一次）四两，旱莲草四两，槐角（黑豆煮汁拌蒸）四两，怀生地黄（酒拌砂锅内蒸一日至黑）二两，骨碎补（刮去皮毛炒七次）一两五钱，青盐二两，没食子（公母成对）二两。

【**用法**】擦牙。

【功效】清火止痛，明目乌发，香口润体。

【主治】胃火牙痛，厚味所起，肾虚齿痛，房劳过矣。

【来源】《寿世保元》

牢牙固齿乌须黑发秘方

【组成】没食子四钱，青盐二两，细辛二钱，地骨皮二两，熟地黄二两，破故纸（炒）四两。

【用法】每日一次，擦牙。

【功效】牢牙固齿，乌须黑发。

【主治】齿痛。

【来源】《普济方》

麝香间玉散

【组成】酸石榴皮、诃子各二两，升麻、绿矾枯、何首乌、青盐、百药煎、五倍子、没石子各半两，白茯苓一两，细辛、石胆矾各五钱，荷叶灰、白檀香、川芎、白芷、甘松、零陵香、沉香、茴香、藿香、猪牙皂角烧灰、木鳖子各二钱，荜茇、青黛各钱半，麝香五分。

【用法】漱口。

【功效】滋肾固齿。

【主治】肾虚牙痛。

【来源】《古今医统大全》

经验良方

【组成】旱莲草（连根）一斤，青盐四两。

【用法】涂抹漱口。

【功效】滋肾固齿。

【主治】肾虚牙痛。

【来源】《古今医统大全》

加味乌须固齿补肾方

【组成】当归（全用酒洗），川芎、熟地黄、川牛膝、枸杞子、香附子、旱莲草、梧桐律、牙皂角、荆芥穗、细辛各三两，青盐六两。

【用法】擦牙。

【功效】乌须固齿。

【主治】年老牙齿不固。

【来源】《古今医统大全》

青白散

【组成】青盐二两，白盐四两，川椒四两。

【用法】擦牙。

【功效】固齿。

【主治】一切牙疼。

【来源】《古今医统大全》

拜受齿药

【组成】香附子（新大者，去皮毛细锉，以生姜一斤取汁拌和，浸五七日取出，去姜汁不用）半斤，细辛、盐各二两。

【用法】擦牙。

【功效】固齿。

【主治】一切牙疼。

【来源】《古今医统大全》

宣风牢牙散

【组成】细辛、青盐各七钱，川芎，当归酒洗各一两。

【用法】擦牙。

【功效】驻颜补肾，牢牙固齿。

【主治】一切牙疼。

【来源】《古今医统大全》

龙齿散

【组成】龙齿（煅存性）、人齿（煅存性）各三钱，人参、枸杞子、破故纸、牛膝、沉香各一两，石燕（煅）一对，旱莲草、青盐各二两，小茴香、升麻、麝香（研）各半两，花椒三钱，当归七钱半，桂枝二钱半。

【用法】擦牙，每日三次。

【功效】长牙固齿。

【主治】一切牙疼。

【来源】《古今医统大全》

固齿乌须返老还童丹

【组成】川芎、细辛、荆芥穗、当归（全用）各三两，青盐四两。

【用法】擦牙。

【功效】固齿乌须。

【主治】一切牙疼。

【来源】《古今医统大全》

乌须固齿补肾散

【组成】当归（酒浸）、小川芎、荆芥穗、香附米、白芍药、甘枸杞各二两半，熟地黄二两半，川牛膝（去芦，酒浸）二两，细辛三钱，破故纸两半，升麻五钱，青盐三两。

【用法】擦牙。

【功效】乌须固齿。

【主治】发白，齿痛。

【来源】《古今医鉴》

擦牙固齿方

【组成】黑铅（用柳枝切碎，炒半日黄色成灰）四两，青盐（炒）二两半，当归五钱，细辛三钱，朱砂二钱。

【用法】擦牙漱口。

【功效】固齿。

【主治】齿痛。

【来源】《古今医鉴》

乌须固齿还少丹

【组成】川芎一两，旱莲草二两，当归一两，牙皂五钱，白茯苓一两，青盐二两半，黄柏五钱。

【用法】擦牙。

【功效】乌须固齿。

【主治】齿痛。

【来源】《古今医鉴》

固齿丹

【组成】生地黄二两，白蒺藜（炒去刺）二两，香附（炒）四两，青盐一两半，破故纸（炒）一两，没石子（大者）四个。

【用法】擦牙。

【功效】固齿乌须。

【主治】齿痛。

【来源】《万病回春》

擦牙止痛固齿方

【组成】石膏（煅）一斤，青盐四两，白芷二两，细辛一两。

【用法】擦牙。

【功效】止痛固齿。

【主治】牙疼。

【来源】《万病回春》

固齿散

【组成】鼠骨一付，花椒二两，乳香二两，香附一两，白蒺藜仁一两，青盐一两。

【用法】擦牙。

【功效】乌须发，固牙齿。

【主治】齿痛。

【来源】《万病回春》

齿衄固齿擦药方

【组成】上好食盐块（煨）四两，骨碎补四两，生软石膏四两，鲜槐花二两。

【用法】擦牙。

【功效】固齿。

【主治】牙龈出血。

【来源】《冯氏锦囊秘录》

擦牙固齿散

【组成】生软石膏五钱，骨碎补（去毛，蜜水拌，晒干，微火焙）六钱，青盐六钱，槐花五钱。

【用法】擦牙。

【功效】固齿。

【主治】牙龈出血。

【来源】《冯氏锦囊秘录》

固齿将军散

【组成】锦纹大黄（炒微焦）、杜仲（炒半黑）各十两，青盐四两。

【用法】擦牙。

【功效】牢牙固齿。

【主治】牙痛牙伤，胃火糜肿。

【来源】《景岳全书》

乌须固齿方

【组成】蒲公英（风阴干）一斤，香附子四两，青盐四两。

【用法】擦牙。

【功效】乌须固齿。

【主治】牙痛牙伤，胃火糜肿。

【来源】《济世全书》

擦牙乌须固齿补肾神秘方

【组成】何首乌（黑豆蒸一次，牛膝蒸一次）四两，旱莲草四两，槐角（黑豆汁拌蒸）四两，怀生地（黄酒拌，砂锅蒸黑）二两，骨碎补（炒七次）一两五钱，青盐一两，没石子（公母成对）一两。

【用法】擦牙。

【功效】乌须固齿。

【主治】齿痛。

【来源】《济世全书》

擦牙固齿乌须黑发良方

【组成】没石子四钱，青盐二两，细辛一两，地骨皮二两，熟地黄一两，破故纸（炒）二两。

【用法】擦牙。

【功效】固齿乌须。

【主治】发白齿痛。

【来源】《济世全书》

乌须固齿方

【组成】故纸（炒）一两，生地（瓦炒）一两，地骨（炒）二两，细辛二两，青盐二两，旱莲（酒浸）五两，升麻四钱，归身（酒洗）五钱，花椒四钱，石膏（火煅）四两，骨碎补（炒）一两五钱，黄柏（盐酒炒）三钱，没食子（雌雄各半）二两。

【用法】擦牙。

【功效】乌须固齿。

【主治】发白齿痛。

【来源】《医学研悦》

固齿茯苓散

【组成】石膏四两，寒水石（烧熟），龙骨、升麻、香白芷、茯苓各一两，细辛、青盐各三钱，麝香半钱、石燕子（大者，火烧，醋淬，七次）半对。

【用法】擦牙。

【功效】牢牙固齿。

【主治】牙齿松动。

【来源】《济阳纲目》

摄生妙用方

【组成】旱莲草一斤。

【用法】擦牙。

【功效】乌须固齿。

【主治】牙齿松动。

【来源】《济阳纲目》

固齿白玉膏

【组成】官粉（研）一两，珍珠末二钱，阳起石五钱，僵蚕四十九条，防风、当归、川芎、牙皂、青盐、升麻、白芷、地骨皮各五钱，细辛、藁本各三钱，麝香末二钱，龙骨二两，象牙末五钱。

【用法】擦牙漱口。

【功效】固齿。

【主治】牙齿黄黑。

【来源】《外科心法要诀》

齿衄固齿擦牙散

【组成】上好食盐（成块者煅），骨碎补、生软石膏各四两，新鲜槐花二两。

【用法】擦牙。

【功效】固齿。

【主治】牙齿松动。

【来源】《疡医大全》

洗齿白芷散方

【组成】白芷、白蔹、莎草根（去毛）、白石英（研）、细辛（去苗叶）、芎䓖各等量。

【用法】擦牙。

【功效】美白牙齿。

【主治】牙齿黄黑。

【来源】《圣济总录》

揩齿白石英散方

【组成】白石英一两，珊瑚、海蛤、琥珀各半两，海水沫丹砂、钟乳（研）各一分。

【用法】擦牙。

【功效】美白牙齿。

【主治】牙齿黄黑。

【来源】《圣济总录》

牙药方

【组成】诃子、没食子各四两，五倍子三钱，细辛、甘松、零陵香、麝香（另研）各一钱，绿矾（炒，另研）一两，白茯苓二钱，百药煎半两，橡斗儿五个，青盐少许，金丝矾半两。

【用法】擦牙。

【功效】美白牙齿。

【主治】肾气不足，齿龈不固，黑牙缝及髭鬓。

【来源】《御药院方》

固齿白玉膏

【组成】龙骨一两，阳起石五钱（二味火煅通红淬后药汁内七次），铅粉一两，珍珠三钱，象牙末五钱，麝香二钱。

【用法】擦牙。

【功效】美白牙齿。

【主治】一切牙疼。

【来源】《外科大成》

固齿明目神方

【组成】生石膏一两，熟杜仲一两，川芎三钱，破故纸二两，细辛五钱，荆芥五钱，花椒五钱，防风五钱，青盐二两，明矾五钱，归身三钱，薄荷五钱，白芍三钱，熟石膏一两。

【用法】涂抹。

【功效】固齿明目。

【主治】牙痛目肿。

【来源】《家用良方》

揩齿七圣散

【组成】白面四两，皂角二挺，诃子一两，盐一两。

【用法】漱口。

【功效】牢牙益齿。

【主治】牙痛目肿。

【来源】《博济方》

大圣散方

【组成】皂荚二挺，诃黎勒皮一两，盐一两。

【用法】温水漱口。

【功效】牢牙益齿。

【主治】牙齿松动。

【来源】《圣济总录》

牢牙方

【组成】荆芥（不见火）、川芎，细辛，当归各等份。

【用法】上为细末，过筛。用牙刷浸水蘸取药粉揩齿，不可马上用水漱去，须令药气入牙内良久，方漱为佳。

【功效】有牢牙之功，可祛风行气，活血养血。

【主治】日常固牙保养。

【来源】《寿亲养老书》

固齿刷牙散

【组成】青盐、川根、旱莲草各等份，枯白矾减半，白盐加倍。

【用法】先将川椒，旱莲草加水煎熬成浓汁约1茶盅，去渣后加入青盐，白盐，枯矾，炒干，将所得干物研成极细末即成。每日早晚用药末刷牙漱口。

【功效】固齿牢牙，预防牙疾。

【主治】日常固牙保养。

【来源】《慈光绪医方选议》

玉池散

【组成】升麻，藁本，甘松，兰草，白芷，川芎，细辛，青盐，生地黄，地骨皮，皂角，麝香各等量。

【用法】将升麻等11味研为细末，再入香细研。每日早晚措牙。

【功效】香口辟秽，固齿止痛。

【主治】风蛀牙痛，肿痒动摇，牙溃烂，宣露出血，口气等疾。

【来源】《御药院方》

三物膏

【组成】柳枝，桑枝，槐枝，盐各等份。

【用法】熬成膏，贮磁拿内，临卧搭牙。

【功效】祛风牢牙。

【主治】风邪上扰，牙齿不固。

【来源】《御药院方》

经验方1

【组成】生地二两，蒺藜（炒去刺）二两，香附（炒）四两，青盐一两五钱，没食子（大者）四个，破故纸（炒）二两。

【用法】共为末，早晨擦牙，津液咽下，自然固齿。

【功效】祛风清热牢牙。

【主治】牙摇动。

【来源】《救生集》

经验方2

【组成】生地三两，白蒺藜（炒去刺）二两，香附（炒）四两，青盐一两五钱，没食子大者四个，破故纸（炒）二两。

【用法】共为末，早晨搽牙，津液咽下，自然固齿乌须。

【功效】祛风清热牢牙。

【主治】牙摇动。

【来源】《奇方类编》

经验方3

【组成】骨碎补（铜刀切细，又名毛姜，又名猴姜，又名石板姜，以石上生者为佳）二两，食盐五钱，桑椹子五钱。

【用法】瓦锅内熬成膏，去净渣，早晚擦牙，良久吐之。

【功效】固齿益髓，去骨中毒气。

【主治】牙痛。

【来源】《验方新编》

经验方4

【组成】牛角，青盐，何首乌，熟地黄（酒蒸），破故纸（酒炒），旱莲草，枸杞子各一两。

【用法】上晒干研末，清晨擦牙，连水咽下。

【功效】补腰痛，益精髓。

【主治】牙齿松动。

【来源】《济世全书》

经验方5

【组成】青槐枝半斤。

【用法】捶半碎，水四碗，煎二碗，去渣，入好盐一斤煮干，更将盐炒，研细擦牙，温水漱口，吐水洗眼。

【功效】明目固齿。

【主治】牙痛。

【来源】《济世全书》

经验方6

【组成】地骨皮、郁李仁、生地黄各一两，川升麻一两半，藁本、露蜂房各半两，杏仁一两。

【用法】上为散，每用一钱，以绵裹常含，咽津。

【功效】固齿白牙。

【主治】牙痛。

【来源】《普济方》

经验方7

【组成】升麻，生地黄，黄连，羊骨皮，人参，石膏，白茯苓，胡桐律各等量，上为极细末，入麝香少许。

【用法】研匀，临卧揉牙，复以温水漱之。

【功效】固齿。

【主治】牙齿松动。

【来源】《普济方》

第四节　明　目

眼睛是人体的视觉器官，能视物、辨色。中医明目就是通过各种手段和方法使眼睛清澈明亮，炯炯有神，视力提高。

一、内服方

内固丹

【组成】肉苁蓉（酒浸）、茴香（炒）各一两，破故纸、胡芦巴（炒）、巴戟（去心）、黑附子（炮）、川楝子、胡桃仁（面炒）各四两。

【用法】服用，每日一次，每次十丸至三十丸。

【功效】明目乌发，补养肾气，调和脾脏。

【来源】《黄帝素问宣明论方》

神仙楮实丸

【组成】楮实子一升，官桂四两，牛膝半斤，干姜三两。

【用法】每日一次，每次二十丸，空腹，温酒送服。

【功效】明目，益力轻身，补髓益精。

【主治】治积冷气冲心胸及背，有蛔虫疼痛，痔瘘痃癖气块，心腹胀满，两肋气急，食不消化，上逆气奔于心，并疝气下坠，饮食不得，吐水呕逆，上气咳嗽，眼花少力，心虚健忘等疾病。

【来源】《黄帝素问宣明论方》

远志散方

【组成】远志（去心）一两，人参（去芦头）一两，菖蒲一两，白茯苓三分，决明子三分，薯蓣三分，桂心半两，熟干地黄（一两）。

【用法】水煎服用。

【功效】补心定志，益智明目。

【主治】眼花目暗。

【来源】《太平圣惠方》

南烛煎方

【组成】南烛树五斤。

【用法】每日三次，服用。

【功效】驻颜轻健，明目黑髭。

【主治】眼花目暗。

【来源】《太平圣惠方》

牛膝丸方

【组成】牛膝（去苗）二两，白芍药一两，远志（去心）一两，黄芪（锉）一两，肉苁蓉（酒浸一宿刮去皱皮炙干）二两，杜仲（去粗皮，炙微黄，锉）二两，续断一两，蛇床子一两，薯蓣一两，菟丝子（酒浸一宿曝干别捣为末）二两，白茯苓一两，人参（去芦头）一两，鹿茸（去毛涂，酥炙微黄）二两，巴戟一两，柏子仁一两，桂心一两，五味子一两，石斛（去根锉）二两。

【用法】每日两次，每次三十丸，温酒送服。

【功效】补暖益精，明目驻颜，轻身强记。

【主治】眼花目暗。

【来源】《太平圣惠方》

石斛散方

【组成】石斛（去根）一两半，萆薢（锉）一两，柏子仁三分，石龙芮三分，泽泻三分，附子（炮裂去皮脐）一两，杜仲（去粗皮，炙微黄，锉）一两，牛膝（去苗）一两半，赤芍药三分，云母粉一两，松脂一两，防风（去芦头）三分，山茱萸三分，菟丝子（酒浸三宿曝干，别捣为末）一两，细辛三分，桂心三分，鹿茸（去毛涂，酥炙令微黄）一两，巴戟一两。

【用法】每天一次，每次二钱，温酒送服。

【功效】益气明目，强阴令人有子，补诸不足。

【主治】眼花目暗。

【来源】《太平圣惠方》

黄芪散方

【组成】黄芪一两，钟乳粉一两半，白茯苓一两，云母粉一两半，远志（去心）一两，细辛一两。

【用法】每日三次，温酒送服。

【功效】益肝明目。

【主治】治虚劳目暗。

【来源】《太平圣惠方》

治虚劳目暗方

【组成】神曲（炒微黄）四两，磁石（烧通赤，以醋淬七遍，捣碎水飞过）二两，朱砂（细研水飞过）一两。

【用法】每日一次，空腹，每次三十丸。

【功效】明目。

【主治】目暗。

【来源】《太平圣惠方》

羚羊角散方

【组成】羚羊角屑一两，犀角屑一两，胡黄连、石决明（捣细研水飞过）、朱砂（细研水飞过）、车前子、甘草（炙微赤，锉）（各半两）。

【用法】每日一次，温水送服。

【功效】补肝安心，消翳明目。

【主治】眼内障。

【来源】《太平圣惠方》

明目人参丸方

【组成】人参（去芦头）一两半，决明子一两半，枳壳（麸炒微黄去瓤）一两，黄芪（锉）二两，覆盆子二两，菟丝子（酒浸三日，曝干，别捣为末）二两。

【用法】每日一次，每次三十丸，温酒送服。

【功效】明目。

【主治】眼内障

【来源】《太平圣惠方》

还睛明目芦荟丸方

【组成】芦荟半两，人参（去芦头）半两，柏子仁一两，羚羊角屑二两，细辛一两，茺蔚子一两，车前子一两，青葙子一两，干牛胆（细研）半两。

【用法】每日一次，每次三十丸，盐汤送服。

【功效】明目。

【主治】眼内障。

【来源】《太平圣惠方》

明目地肤子散方

【组成】地肤子一两，石决明（捣细研水飞过）一两半，羚羊角屑一两半，芎䓖、车前子、酸枣仁（微炒）各一两。

【用法】每日一次。

【功效】明目。

【主治】眼青盲。

【来源】《太平圣惠方》

明目柏叶丸方

【组成】柏叶（微炙）一两，夜明砂（以糯米炒令黄）。

【用法】每日一次，每次二十丸。

【功效】明目。

【主治】青盲。

【来源】《太平圣惠方》

地肤子丸方

【组成】地肤子三分，蓝子一分，白蒺藜（微炒去刺）三分，车前子半两，甜瓜子半两，茺蔚子一分，青葙子三分，细辛半两，萤火虫（微炒去翅足）一分，决明子三分，黄连（去须）三分，覆盆子三分，生干地黄一两，菟丝子（酒浸三宿，曝干别捣为末）三分。

【用法】每日一次，每次二十丸，温酒送服。

【功效】补肝除暗明目。

【主治】眼疾。

【来源】《太平圣惠方》

决明子丸方

【组成】决明子，槐子，覆盆子，青葙子，地肤子，车前子各一两。

【用法】每日一次，每次二十丸，温酒送服。

【功效】祛风除暗。

【主治】眼目昏暗。

【来源】《太平圣惠方》

车前子丸方

【组成】车前子，羚羊角屑，防风（去芦头），菟丝子（酒浸三日，曝干别捣为末）各一两，决明子一两半。

【用法】每日一次，每次三十丸。

【功效】补肝明目。

【主治】眼目昏暗。

【来源】《太平圣惠方》

蔓荆子散方

【组成】蔓荆子一斤，黄精二斤。

【用法】共同九蒸九晒，研为细末，每服二钱，每日两次。

【功效】补肝气明目。

【主治】眼疾。

【来源】《太平圣惠方》

决明子散方

【组成】决明子一升，蔓荆子一升。

【用法】每服二钱，每日一次。

【功效】补肝除暗，明目。

【主治】眼肿。

【来源】《太平圣惠方》

明目槐子丸

【组成】槐子，黄连（去须）以上各二两。

【用法】每日一次，每次二十丸。

【功效】明目。

【主治】眼热目暗。

【来源】《太平圣惠方》

钟乳酒方

【组成】钟乳五两。

【用法】每日饮三合。

【功效】安五脏，通百节，利九窍，益精明目，补下焦伤竭。

【主治】眼目昏暗。

【来源】《太平圣惠方》

三倍丸方

【组成】川椒一斤，牛膝三斤，生地黄三十斤。

【用法】每日两次，每次四十丸，温酒送服。

【功效】补益明目，变髭发令黑。

【主治】虚损诸症，腰膝腿软，目暗。

【来源】《太平圣惠方》

神仙茯苓膏

【组成】白茯苓二十斤，松脂十斤，松子五斤，柏子仁五斤。

【用法】将茯苓、松脂捣碎，松子仁，拍子仁，研为细末。先水煎茯苓、松脂三遍，纱布滤取汁，将三遍汁液混匀后浓缩，再下松子仁，拍子仁、白蜜，搅拌均匀，微火煎之如膏状即成。每次服一匙，每日三次。

【功效】轻身明目，齿落重生，延年益寿。

【主治】虚损诸症，腰膝腿软，目暗。

【来源】《太平圣惠方》

玄石紫粉丹

【组成】磁石三斤。

【用法】每日空心服用，以盐汤或酒下七丸，渐加至十丸。

【功效】补暖下元，强壮筋骨，聪耳明目，保神益气。

【主治】虚损诸症，腰膝腿软，目暗。

【来源】《太平圣惠方》

地黄酒方

【组成】生地黄五斗，大麻子一斗，糯米，细曲十斤，杏仁一斗。

【用法】每日两次，每次服50~100毫升。

【功效】益气力，轻身明目。

【主治】虚羸目暗。

【来源】《太平圣惠方》

明目兔肝粥方

【组成】兔肝一具。

【用法】每日一次，每服一具。

【功效】明目。

【主治】目暗青盲。

【来源】《太平圣惠方》

钟乳丸方

【组成】钟乳粉三分，巴戟二两，牛膝（去苗）二两，甘菊花二两，石斛（去根锉）二两，续断二两，防风（去芦头）二两，枸杞子二两，羌活二两，桂心二两，覆盆子二两，云母粉二两，熟干地黄三两，磁石（烧醋淬七遍，捣碎细研水飞过）三两。

【用法】每日一次，每次三十丸，温酒送服。

【功效】补益脏腑，悦泽颜色，聪耳明目，轻身益力。

【主治】虚损诸症，腰膝腿软，目暗。

【来源】《太平圣惠方》

云母丸方

【组成】云母粉五两，白茯苓四两，钟乳粉三两，柏子仁三两，人参（去芦头）三两，续断三两，桂心二两，甘菊花五两，生干地黄四两。

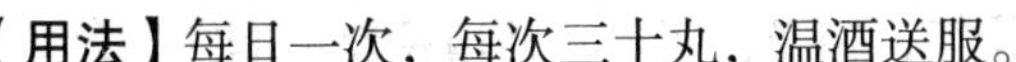

【用法】每日一次，每次三十丸，温酒送服。

【功效】补益脏腑，轻身耐老，变白，明目强力，益精，悦泽颜色，壮健筋骨，精神灵明。

【主治】虚损诸症，腰膝腿软，目暗。

【来源】《太平圣惠方》

肉苁蓉丸方

【组成】肉苁蓉（酒浸一宿，刮去皱皮，炙令干）二两，附子（炮裂去皮脐）一两，巴戟一两，覗香子一两，石斛（去根锉）一两，补骨脂一两，桂心一两，川椒（去目及闭口者微炒去汗）三分，麋茸（去毛涂酥炙微黄）一两，木香三分，牛膝（去苗）一两，五味子一两，泽泻一两，槟榔一两，丁香三分，黄芪（锉）三分，熟干地黄一两，人参（去芦头）三分，诃黎勒皮三分，山茱萸三分，白术三分，干姜（炮裂锉）三分，朱砂（细研水飞过）一两，麝香（细研）半两。

【用法】每日一次，每次三十丸，温酒送服。

【功效】暖水脏，壮筋骨，益精气，利腰脚，聪耳明目，强志倍力，悦泽颜色，充益肌肤。

【主治】虚羸，目暗。

【来源】《太平圣惠方》

补骨脂丸方

【组成】补骨脂（微炒）五两，雄雀儿粪（头尖者是）二两，熟干地黄三两，木香三两，安息香（以胡桃仁捣熟）一两，硫黄（细研水飞过）二两。

【用法】每日一次，每次三十丸，温酒送服。

【功效】强力壮气，轻身，明目，补填精髓，润泽颜色。

【主治】男子五劳七伤，久虚积冷，腰胯疼痛，行走无力，脾胃不调或时自泻，肾气乏弱，梦泄盗汗，终日恍惚，情常不乐，风温外伤，阳道衰绝，目暗。

【来源】《太平圣惠方》

楮实丸方

【组成】楮实（水淘去浮者，微炒，捣如泥）一升，桂心四两，牛膝（去苗）半斤，干姜（炮裂，锉）三两。

【用法】每日一次，每次三十丸，温酒送服。

【功效】明目益力，轻身补暖。

【主治】积冷，目暗。

【来源】《太平圣惠方》

腽肭脐丸方

【组成】腽肭脐（酒刷炙微黄）一两，荜澄茄一两，附子（炮裂去皮脐）一两，泽泻三分，芎劳三分，沉香一两，石龙芮三分，肉豆蔻（去壳）三分，牛膝（去苗）一两，蛇床子三分，薯蓣一两，覆盆子一两，巴戟三分，槟榔一两，桂心一两，木香一两，麝香（细研）一两，白术三分，远志（去心）三分，石斛（去根锉）一两，补骨脂（微炒）一两，山茱萸三分，肉苁蓉（酒浸一宿刮去皱皮炙干）一两，母丁香半两。

【用法】每日一次，每次三十丸，温酒送服。

【功效】补益丹田，固济水脏，安神益智，明目驻颜，壮腰膝，充肌肤，补虚冷，安脏腑。

【主治】虚劳，目暗。

【来源】《太平圣惠方》

橘皮煎丸

【组成】陈橘皮一斤，官桂、干姜、川当归、荆三棱、附子、萆薢、神曲各六两，乌头、木香、川椒各一两，大麦蘖四两，厚朴（去皮，姜汁炙，以上六味另杵罗，留出半两蘖末）。

【用法】每日一次，每次三十丸，温酒送服。

【功效】明目，除一切风冷。

【主治】冷劳，瘦疾，目暗，手足挛急，形容枯瘁，食不消化，腹胀不能纳食，食物无味，面黄力弱，积年肠风，痔疾，痃癖气，一切劳病。女人血癥气块，赤白带下，子宫冷甚，宿水露血，治五种膈气，冷膈，热膈，气膈，思忧膈，四肢无力，饶睡。

【来源】《博济方》

排风汤

【组成】白鲜皮、当归（去芦，酒浸一宿）肉桂（去粗皮）、芍药（白者）、杏仁（去皮尖、麸炒）、甘草（炒）、防风（去芦）、芎䓖、白术各二两，独活（去芦）、麻黄（去根、节）、茯苓（去皮，白者）各三两。

【用法】上为粗末，每服三钱，每日三次。

【功效】聪耳明目，通脏腑诸风疾。

【主治】肾风发则面黑，手足不随，腰痛难以俯仰，痹冷骨疼。若有此候，令人心惊，志意不定，恍惚多忘，目暗。

【来源】《太平惠民和剂局方》

磁石丸

【组成】磁石（烧，醋淬二十遍，捣罗如粉）一十两，牛膝（酒浸，焙）六两，黄踯躅（炒）八两，川芎，肉桂（去粗皮），赤芍药，黑牵牛（炒）各四两，草乌（炮，去皮、脐）十四两。

【用法】每服三十丸，每日三次。

【功效】祛风明目，活血驻颜。

【主治】肾脏风毒上攻，头面浮肿，耳鸣眼暗，头皮肿痒，太阳穴痛，鼻塞胸闷，牙齿摇动，项背拘急，浑身瘙痒，瘾疹生疮，百节疼痛，皮肤麻痹，下注脚膝，筋脉拘挛，不能屈伸，脚下隐痛，步履艰难。

【来源】《太平惠民和剂局方》

无比山药丸

【组成】赤石脂、茯神（去皮、木）、巴戟（去心）、熟干地黄（酒浸尽）、山茱萸、牛膝（去苗，酒浸）、泽泻各一两，山药二两，五味子六两，苁蓉（酒浸）四两，杜仲（去皮，炒）、菟丝子（酒浸）各三两。

【用法】每日一次，每次二十丸到三十丸。

【功效】起阴阳，安魂魄，开三焦，破积聚，厚肠胃，强筋练骨，轻身明目，除风去冷，无所不治。

【主治】丈夫诸虚百损，五劳七伤，头痛目眩，手足逆冷，或烦热有时，或冷痹骨疼，腰髋不随，饮食虽多，不生肌肉；或少食而胀满，体无光泽，阳气衰绝，阴气不行。

【来源】《太平惠民和剂局方》

小菟丝子丸

【组成】石莲肉二两，菟丝子（酒浸，研）五两，白茯苓（焙）一两，山药二两（内七钱半打糊）。

【用法】每日两次，每次五十丸。

【功效】填骨髓，续绝伤，补五脏，去万病，明视听，益颜色，轻身延年，聪耳明目。

【主治】肾气虚损，五劳七伤，少腹拘急，四肢酸疼，面色黧黑，唇口干燥，目暗耳鸣，心悸气短，夜梦惊恐，精神困倦，喜怒无常，悲忧不乐，饮食无味，乏力，心腹胀满，脚膝痿缓，小便滑数，房室不举，股内湿痒，水道涩痛，小便出血，时有遗沥，并宜服之。

【来源】《太平惠民和剂局方》

蝉花无比散

【组成】蛇蜕（微炙）一两，蝉蜕（去头、足、翅）二两，羌活，当归（洗，焙），石决明（用盐同东流水煮一伏时漉出，捣研如粉），川芎各三两，防风（去叉枝），茯苓（去皮），甘草（炙）各四两，芍药（赤者）十三两，蒺藜（炒，去刺）半斤，苍术（浸，去皮，炒）十二两。

【用法】每日一次，每服三钱。

【功效】祛风，退翳，明目。

【主治】治大人、小儿远年近日一切风眼，气眼攻注，眼目昏暗，睑生风粟，或痛或痒，渐生翳膜，侵睛遮障，视物不明，及久患偏正头风，牵搐两眼，渐渐细小，连眶赤烂，及小儿疮疹入眼，白膜遮睛，赤涩隐痛，并皆治之。

【来源】《太平惠民和剂局方》

明睛地黄丸

【组成】生干地黄（焙，洗）、熟干地黄（洗，焙）各一斤，牛膝（去芦，酒浸）三两，石斛（去苗）、枳壳（去瓤，麸炒）、防风（去芦、叉）各四两，杏仁（去皮、尖，麸炒黄，细研，去油）二两。

【用法】每日一次，每次三十丸。

【功效】补肝益肾，祛风明目。

【主治】男子、妇人肝脏积热，肝虚目暗，膜入水轮，漏睛眵泪，眼见黑花，视物不明，混睛冷泪，翳膜遮障，及肾脏虚惫，肝受虚热，及远年日近暴热赤眼，风毒气眼，并皆治之。

【来源】《太平惠民和剂局方》

当归芍药散

【组成】当归、茯苓（去皮）、白术各二两，川芎、泽泻各四两，白芍药八两。

【用法】每日一次，每服二钱，温酒调下，食前服。

【功效】通畅血脉，消痰养胃，明目益津。

【主治】妊娠腹中绞痛，心下急满，及产后血晕，内虚气乏，崩中久痢，眼目昏暗。

【来源】《太平惠民和剂局方》

搜风丸

【组成】南星、人参、茯苓各半两，干生姜、寒水石、白矾、半夏各一两，蛤粉、大黄、黄芩各二两，牵牛子，滑石各四两，薄荷叶半两，藿香二钱半。

【用法】上为末，滴水丸，如小豆大，每服十丸，加至二十丸，用生姜汤下，日进三服。

【功效】清利头目，开通鼻窍，聪耳明目，宣通血气，调顺饮食。

【主治】邪风上逆，以致上实下虚，风热上攻，眼目昏蒙，耳鸣鼻塞，头痛眩晕，燥热上壅，痰逆涎嗽，心腹痞痛，大小便结滞。

【来源】《奇效良方》

补骨脂丸

【组成】破故纸（拣洗净，为细末）十两，胡桃肉（去皮，研如泥）二十两。

【用法】上胡桃肉泥入破故纸末，更以好炼蜜和匀如饴，盛瓷器中，旦日以温酒化药一匙服之，不饮酒者以温热水化下。

【功效】延年益气，悦心明目，补添筋骨。

【主治】湿伤内外，众疾俱作，阳气衰绝，乳石补益之药，百端皆不应，目暗。

【来源】《奇效良方》

苍术散

【组成】苍术（用粟米泔水浸过，用竹刀刮去粗皮，以童子小便浸半斤，无灰好酒浸半斤）一斤。

【用法】上浸至春五日，夏三日，秋七日，冬十日取出苍术，于净地上撅一坑，以炭火煅坑红，去炭，将浸苍术酒小便倾在坑内，却放苍术在坑内，以瓦器盖覆，用泥封固，经一宿取出苍术，研为细末，每服二钱，空心盐汤或酒调服。

【功效】除湿，壮筋骨，明目。

【主治】眼目昏暗。

【来源】《奇效良方》

加减仙茅丸

【组成】仙茅（二斤，米泔浸五日，去赤水，用钢刀剉，夏月止浸三日，阴干，净秤）一斤，车前子十二两，苍术（二斤，米泔浸五日，刮去皮，焙干，净秤）一斤，枸杞子一斤，柏子仁（微炒，另研），白茯苓（去皮秤）、茴香（炒）各八两，生地黄（焙干）、熟地黄（焙干）各四两。

【用法】上为细末，酒煮面糊和丸，如梧桐子大，每服五十丸，渐加至八十丸，食前用温酒送下，日二服。

【功效】壮筋骨，益精神，明目，黑髭发。

【主治】眼目昏暗。

【来源】《御药院方》

聚宝丹

【组成】白茯苓（去皮）、山茱萸（去核）、五味子、干山药、石莲肉、鸡头肉、金樱子、破故纸、石菖蒲、熟地黄（酒浸，焙）、肉苁蓉（酒浸，焙）、枸杞子（酒浸，焙）、牛膝（酒浸）、远志（去心）、杜仲（去粗皮，炒断丝）、茴香（炒）、龙骨、仙茅、楮实、巴戟（去心）、沉香各一两。

【用法】上为细末，用枣肉和丸，如梧桐子大，以朱砂为衣，每服五十丸，空心用温酒或盐汤送下。

【功效】温中正气，祛风活血，逐寒除湿，填精益髓，强阴壮阳，聪耳明目，开心益智，暖胃化食，消痰宽中，杀九虫，通九窍，补五脏，秘精气，止梦遗，除咳嗽，养肌肤。

【主治】五劳七伤，诸虚不足，眼目昏暗。

【来源】《奇效良方》

天雄沉香煎丸

【组成】天雄（生，锉碎）、附子（生，锉碎）、草乌（生锉）、汉椒各四两，防风（生用）、牛膝、黑豆（紧小者，生用）、天麻各二两。（上八味，以无灰好酒一斗，于银锅内慢火煨，不得令大沸，烟尽为度，炒令干），肉苁蓉（酒浸）、官桂（去皮）各三两，紫巴戟（去心）二两，沉香、丁香、木香、羌活、干姜各一两。

【用法】上为细末，炼蜜和丸，如梧桐子大，每服二十丸，空心用温酒送下。

【功效】明目，雄气海，驻容颜。

【主治】治下元伤惫，阳事不能，或成下坠，及小肠气痛，肾脏风攻注，脾胃不和，腰脚重疼，眼目昏暗。

【来源】《奇效良方》

一扫散

【组成】防风，荆芥，苦参，地骨皮，薄荷，甘草各等份。

【用法】上为细末，炼蜜为丸，如梧桐子大，每服五七十丸，空心用茶清送下。或为散，凉蜜水调下，不过三五服，即痊可，大人用每服三钱。

【功效】明目爽神。

【主治】眼目昏暗。

【来源】《奇效良方》

远志丸

【组成】远志（水浸，去心晒干，姜汁蘸焙）、车前子、白蒺藜（炒，去刺）、细辛各七钱半，全蝎五枚、蝉壳（洗焙）一两，熟地黄（洗焙）、茯神（去木）、川芎、人参、茺蔚各三两。

【用法】上为细末，炼蜜为丸，如梧桐子大，每服五七十丸。

【功效】清心明目，益肝退翳。

【主治】眼目昏暗。

【来源】《奇效良方》

羌活散

【组成】羌活、川芎、防风、旋覆花各半两，楮叶，楮实、蝉蜕、苍术（米泔浸，去皮，不见火）、木贼、甘菊、桑叶（八月采，阴干）、甘草各一两。

【用法】上为细末，每服二钱，茶清调下，早晚食后临卧各一服。合时不得犯铁器。及不得见火，忌湿面及酒诸热毒物。

【功效】镇肝明目。

【主治】暴赤眼，一切内外障翳。

【来源】《奇效良方》

羊肝丸

【组成】羌活、甘菊花、细辛、柏子仁、官桂、五味子、白术各半两，黄连三分，羯羊肝（新瓦盆爆干，更焙之，肝若大，只用一半）一具。

【用法】上为细末，炼蜜为丸，如梧桐子大，每服三四十丸，食前用温水送下。一方有地黄，无柏子仁。

【功效】镇肝明目。

【主治】眼目昏暗。

【来源】《奇效良方》

地黄丸（一名菊花丸）

【组成】熟地黄一两半，甘菊花、防风、光明（朱砂）、羌活、桂心、没药各半两，决明子、黄连各一两。

【用法】上为细末，炼蜜和丸，如梧桐子大，每服三十丸，食后熟水下。

【功效】益血镇肝。

【主治】用力劳心，肝虚，风热攻眼，赤肿羞明，渐生翳障，乘肝肾风毒，热气上冲，目痛，久视伤血。

【来源】《奇效良方》

春雪膏

【组成】片脑二钱半，蕤仁（去皮壳，细研，去油）二两。

【用法】上用生蜜二钱，重将片脑蕤仁同搜和，用铜箸子或以金银钗股，时复点放眦头，连眶赤烂，以油纸涂膏贴之。

【功效】镇肝明目。

【主治】肝经不足，内受风热，上攻眼目，昏暗痒痛，隐涩难开，及多眵赤肿，怕日羞明，不能远视，迎风有泪，多见黑花。

【来源】《奇效良方》

上蒺藜散

【组成】土蒺藜三两。

【用法】上用土蒺藜去角，生用，不以多少为粗末，每服五钱，以淡浆水半碗，煎七八沸，去滓，入盐末一捻，带热时时漱之，别无所忌，然虽药味不众，单方之药，取效急速，或用根烧灰，贴动牙即牢。

【功效】明目乌髭发。

【主治】诸般眼疾，目赤翳障。

【来源】《奇效良方》

光明洗眼方

【组成】古青钱十文，黄连一钱，杏仁（去皮）七枚，艾叶三片。

【用法】上药用水一盅，煎去其半，澄清一宿，次日频频洗之良。

【功效】泻热坚肤，祛风胜湿。

【主治】凡患风热，眼眶红烂。

【来源】《医方考》

浸黄酒方

【组成】人参（拣肥大去芦）五钱，白术（去梗，泔浸，土炒）一两二钱，茯苓（坚白者，去皮，为末，水澄去浮，晒干）八钱，大甘草（炙）五钱，当归（全用酒浸姜制）六钱，生熟地黄（拣，酒浸）各五钱，白芍（酒炒）五钱，牛膝（去苗，酒浸，焙）八钱，杜仲（姜汁炒，净）六钱，生姜（洗，切）五钱，黄柏（厚者，酒洗，炒）一两，知母（南者，去皮毛，酒炒）八钱，破故纸（盐、酒炒）三钱，甘州枸杞（去蒂）一两，茅山苍术（浸炒）六钱，山药（大者，焙）五钱，琐阳（酥炙，如无，苁蓉代）七钱，山茱萸（去核）七钱，石菖蒲（去毛，焙）五钱，远志（甘草水煮，去心）五钱，陈皮（去白，盐水浸，焙）七钱，莲肉（去心，焙）八钱，鹿角霜（如无，加菟丝子）五钱，天门冬（去心）五钱，麦门冬（去心）五钱。

【用法】上各制净，各秤足，冬用黄酒，夏用烧酒五十壶，镡内用生绢袋装药系口，入镡中，春浸十四日，夏浸七日，秋浸十四日，冬浸二十一日出。日饮数杯，药渣焙干，焙蜜丸梧子大。

每七八十丸酒下。

【功效】补气血虚损，理脾胃，滋肾水，强腰脚，益精神，开心，明目。

【主治】诸眼疾。

【来源】《仁术便览》

益牙散

【组成】熟地黄、地骨皮、川芎、青盐（炒）、香附子、破故纸各二两，细辛、防风各二钱半，白蒺藜、五加皮、石膏各五钱，川椒，猪牙皂角各二钱。

【用法】上为细末，每早蘸药擦牙，用百沸汤漱口咽下。

【功效】补肾去脾湿热，固齿止疼，明目乌须发。

【主治】眼目昏暗。

【来源】《鲁府禁方》

明目四物汤

【组成】当归（酒洗）、川芎、白芍（酒炒）、熟地黄、肉苁蓉（酒洗）、酸枣仁（炒）各一钱，木通五分，石菖蒲七分，甘枸杞子一钱，甘菊花一钱。

【用法】煎服，每日2次。

【功效】补血明目。

【主治】血虚目暗生花。

【来源】《鲁府禁方》

明目化积丸

【组成】牛黄、冰片各一分，熊胆二分，麝香七厘。

【用法】上为细末，人乳为丸，米大。每二丸入眼，合久自化，有奇功。

【功效】明目化积。

【主治】痞积热甚，眼矇。

【来源】《鲁府禁方》

石膏羌活散

【组成】羌活，密蒙花，木贼，白芷，麻子，细辛，川芎，苍术，石膏，甘菊花，黄芩，荆芥，藁本，甘草各等份。

【用法】上为末，每服一钱至二钱，食后临卧，用蜜水一盏调下，或清茶亦可，日进三服，十日渐明，二十日大验。此方治数十人俱效，后人加当归，枸杞子，栀子仁，连翘，柴胡，薄荷，防风，桔梗，天麻各等份，为小丸服，亦效。

【功效】明目，去翳障。

【主治】久患两目不见光明，远年近日，内外气瘴，风热上攻昏暗，拳毛倒捷，一切眼疾，并宜服之。

【来源】《医便》

菖蒲酒

【组成】菖蒲酒。

【用法】五月五日，六月六日，七月七日，取菖蒲不拘多少，捣烂绞取清汁五斗，糯米五斗蒸熟，入细酒面五斤（南方只用三斤），捣碎拌匀，如造酒法，下缸密盖三七日，榨起新罐盛，泥封固。每次温服二三杯，极妙。

【功效】清心明目，养血疏风，乌须黑发，延年益寿。

【主治】眼目昏暗。

【来源】《医便》

金华散

【组成】黄连、菊花、枸杞子各一两，甘草三分、牛蒡子半两。

【用法】上为末，薄荷汤调，食后服，量儿大小用之。

【功效】明目除昏暗，退翳膜。

【主治】痘疮入眼，昏暗，翳膜遮障。

【来源】《普济方》

排风汤

【组成】白鲜皮、当归（酒浸一宿）、肉桂（去粗皮）、芍药（白者）、杏仁（去皮尖，麸炒）、甘草（炒）、防风、芎藭、白术各二两，独活、麻黄（去根节）、茯苓（去皮）各三两。

【用法】上为粗末，每服三钱，水一盏半，姜四片，煎八分，去滓温服，不拘时。

【功效】安心定志，聪耳明目，通治脏腑诸风疾。

【主治】男妇风虚冷湿气入脏，狂言妄语，精神错乱。肝风发则面青心闷，吐逆呕沫，胁满，头眩重，耳不闻人声，偏枯筋急，曲拳而卧。心风发则面赤，翕然而热，悲伤嗔怒，目张呼唤。脾风发则面黄，身体不仁，不能行步，饮食失味，梦寐倒错，与亡人相随。肺风发则面白，咳逆唾脓血，上气奄然而极。肾风发则面黑，手足不随，腰痛难以俯仰，痹冷骨疼，若有此候，令人心惊，志意不定，恍惚多忘，眼目昏暗。

【来源】《证治准绳》

黄连羊肝丸

【组成】黄连一钱，白羯羊肝一个。

【用法】先以黄连研为细末，将羊肝以竹刀刮下如糊，除去筋膜，入擂盆中研细，入黄连末为丸，如桐子大。每服三五十丸，加至七八十丸，茶清汤下。忌猪肉及冷水。

【功效】清热明目退翳。

【主治】目中赤脉，红甚眵多。

【来源】《证治准绳》

菊花决明散

【组成】草决明、石决明（东流水煮一伏时，另研极细入药）、木贼草、防风、羌活、蔓荆子、甘菊花、甘草（炙）、川芎、石膏（另研极细入药）、黄芩各半两。

【用法】为细末，每服二钱，水一盏半，煎八分，连末服，食后。

【功效】明目除翳。

【主治】目中赤脉，红甚眵多。

【来源】《证治准绳》

拨云退翳丸

【组成】蔓荆子、木贼（去节）、密蒙花各二两，川芎、白蒺藜（去刺）、当归各一两半，菊花、荆芥穗、地骨皮各一两，川椒皮七钱，天花粉六钱，薄荷叶、楮桃仁、黄连、蝉蜕各半两，蛇蜕（炙）、甘草（炙）各三钱。

【用法】为细末，炼蜜成剂，每两作八丸，每服一丸，食后临卧，细嚼，茶清下。

【功效】拨云退翳。

【主治】阳跷受邪，内眦即生赤脉缕，缕根生瘀肉，瘀肉生黄赤脂，脂横侵。

【来源】《证治准绳》

石斛夜光丸

【组成】天门冬（焙）、人参、茯苓各二两，麦门冬、熟地黄、生地黄各一两，菟丝子（酒浸）、甘菊花、草决明、杏仁（去皮尖）、干山药、枸杞子、牛膝（酒浸）各七钱半，五味子、蒺藜、石斛、苁蓉、川芎、炙甘草、枳壳（麸炒）、青葙子、防风、黄连、乌犀角（镑）、羚羊角（镑）各半两。

【用法】为细末，炼蜜丸，如桐子大。每服三五十丸，温酒，盐汤任下。

【功效】祛风明目。

【主治】肝肾风虚，瞳仁带青，眼多黑暗。

【来源】《证治准绳》

远志丸

【组成】远志（水浸，去心晒干，姜汁蘸焙）、车前子、白蒺藜（炒，去刺）、细辛各七钱半，全蝎五枚，蝉壳（洗，焙）一两，熟地黄（洗，焙）、茯神（去木）、川芎、人参、茺蔚子、芦荟（研）、琥珀、生地黄、蔓荆子各半两。

【用法】上为细末，炼蜜为丸，如梧子大。每服五十丸，空心用米饮，临睡用菖蒲汤下。

【功效】清心明目，益肝退翳。

【主治】眼目昏暗。

【来源】《证治准绳》

黄芪防风饮子

【组成】蔓荆子、黄芩各半钱，炙甘草、黄芪、防风各一钱，葛根一钱半，细辛二分。

【用法】水二盏，煎至一盏，去滓，大热服。

【功效】散滞明目。

【主治】眼棱紧急，以致倒睫拳毛，损睛生翳，及上下睑眦赤烂，羞涩难开，眵泪稠黏。

【来源】《证治准绳》

二妙散

【组成】当归，熟地黄各等份。

【用法】上为细末，每服二钱匕，不拘时，无灰酒调下。

【功效】养肝气，镇肝明目。

【主治】目昏，视物不明，泪下。

【来源】《证治准绳》

炉甘石散

【组成】炉甘石一钱，片脑一分，黄连二分半。

【用法】上制甘石二两，以黄柏一两，黄连五钱，煎浓汁滤净，投入甘石内晒干，以汁投晒尽为度，依方秤合和匀，研为细末，乳汁和调匀，用鸭毛刷烂处。又方以覆盆子根皮，即甜勾根，洗净砍烂，取汁和乳汁调刷烂处，大效。

【功效】明目，去翳。

【主治】一切外障，白睛伤破，烂弦风眼。

【来源】《证治准绳》

李冢宰药酒

【组成】桃仁、杏仁（俱去皮尖）各一斤，芝麻（去皮炒熟）一升，苍术（去皮）四两，白茯苓、艾（揉去筋）、薄荷、小茴香各三钱，好铜钱五文，荆芥一两。

【用法】上为细末，炼蜜和作一块，高烧酒一大坛，入药煮一时，将药煮散，厚纸封埋土中七日，取出，空心饮二三杯。

【功效】明目养血，除膈气，祛风湿，驻颜，益寿。

【主治】虚损咳嗽，目疾。

【来源】《扶寿精方》

驻景丸

【组成】枸杞子、车前子各二两，熟地黄五两，菟丝子（酒浸）八两。

【用法】蜜丸，酒下。

【功效】益精强阴。

【主治】肝肾阴虚，两目昏暗。

【来源】《成方切用》

坎离保元丸

【组成】白术（土炒）一两，山楂肉七钱，人参五钱，黄连（姜汁炒）七钱，陈皮（酒洗）七钱，牡丹皮（酒洗）七钱，知母（盐水炒）七钱，枳壳（麸炒）七钱，黄柏七钱，白茯苓一两，当归（酒洗）八钱，桔梗七钱，远志（甘草水洗，去心）八钱，酸枣仁（炒）八钱，白芍（酒炒）七钱，甘草（炙）三钱。

【用法】上为细末，蜜水为丸，如梧桐子大，每服一钱五分或二钱，食远用清茶或白滚水送下。

【功效】滋阴降火，调荣养胃，补髓添精，安神定志，聪耳明目，坎离既济，却病轻身，宁心益智。

【主治】虚损诸症，眼目昏暗。

【来源】《太医院秘藏膏丹丸散方剂》

眼目丸

【组成】当归（酒洗）四两，天冬（去心）二两，麦冬（去心）二两，白芍（醋炒）二两，生地（酒炒）二两，山药（炒）二两，杜仲（盐水炒）二两，怀牛膝（酒炒）二两，百部二两，知母（盐水炒）四两，陈皮二两，川黄柏（盐水炒）二两，甘菊花二两，黄芪（酒炒）一两。

【用法】共研末，炼蜜成丸梧子大。空心每服五七十丸，盐汤送下。

【功效】明目益肾还精。

【主治】中年两目昏花，视物如两，皆由肾虚不足，少年酒色过伤。

【来源】《救生集》

扶桑丸

【组成】嫩桑叶（去蒂，洗净，晒干为末）一斤，巨胜子（即黑芝麻，淘净）四两。

【用法】将芝麻擂碎熬汁，和蜜炼至滴水成珠，入桑叶末为丸。

【功效】祛风明目，乌髭黑发。

【主治】阴虚血燥，头晕眼花，久咳不愈，津枯便秘，风湿麻痹，肌肤干燥，眼目昏暗等。

【来源】《医方论》

栝楼瞿麦丸方

【组成】栝楼根二两，瞿麦一两，薯蓣、茯苓各三两，附子（炮）一枚。

【用法】上五味，末之，炼蜜丸如梧子大，饮服三丸，日三服。不知，增至七八丸，以小便利，腹中温为知。

【功效】温肾利湿，生津解渴燥。

【主治】治小便不利而渴。

【来源】《金匮要略》

竹叶石膏汤

【组成】竹叶二把，石膏一斤，半夏半升，人参二两，麦冬一升，甘草二两，粳米半升。

【用法】以水一斗，煮取六升，去滓，纳米，煮米熟汤成，去米，温服一升，日三服。

【功效】清热生津，益气和胃。

【主治】治伤寒解后，虚羸少气，气逆欲吐者；并治三阳合病，脉浮大在关上，但欲睡眠，合目则汗；亦治伤暑发渴，脉虚。

【来源】《医方歌诀》

夜光丸

【组成】当归，生地，牛膝，枳壳（炒），菟丝饼，熟地，枸杞子，菊花，地骨皮，远志肉各等份。

【用法】生熟地用酒浸。捣膏，丸桐子大。每服五、六十丸，食远白滚汤下。

【功效】养血滋肾，久服明目。

【主治】目久昏暗。

【来源】《奇方类编》

千里光膏

【组成】千里光（揉茎叶，捣汁，砂锅内熬成膏）、防风、荆芥、黄柏、金银花、当归、生地各二两，川椒、白芷、大黄、红花各一两，苦参四两。

【用法】麻油浸三日，熬枯黑色，去滓，每油二碗，配千里光膏一碗，再熬，滴水成珠，飞丹收成膏，入乳香，没药各一两，轻粉三钱，槐枝搅匀，收用。

【功效】明目去翳，祛风解毒。

【主治】疮疖风癣，杨梅疮毒，鹅掌风。

【来源】《串雅内外编》

清肝明目散

【组成】归身一钱，枳壳、菊花、丹皮、白芍、防风、薄荷叶各八分，川芎、生地、白蒺藜各一钱，柴胡、荆芥各六分，灯芯三十根。

【用法】水煎，食远服，每次200毫升，每日2次。

【功效】清肝明目。

【主治】目暗不明。

【来源】《验方新编》

补肝芜菁子散

【组成】芜菁子。

【用法】芜菁子一升，水三升，煮令熟，曝干末，下筛，以井花水和服方寸匕，日三，稍加至三匕。

【功效】令人充肥，明目洞视。

【主治】目不明。

【来源】《集验方》

宝精丸

【组成】白鱼胶（蛤粉炒）八两，人参二两，熟地四两，山药三两，沙苑蒺藜八两，茯苓四两，鹿胶二两，牛膝三两，枸杞四两，当归二两，菟丝三两，萸肉四两。

【用法】共为末，炼蜜为丸，如梧桐子大，每服三钱，早晚盐汤下。

【功效】种子，添精补髓，滋阴壮阳，健步明目延年。

【主治】肾精不足，目视不明，腰膝酸软等。

【来源】《惠直堂经验方》

延寿获嗣酒

【组成】生地（酒浸一宿，切片，用益智仁二两同蒸一炷香，去益智仁）十二两，覆盆子（酒浸一宿炒）、山药（炒）、芡实（炒）、茯神（去木）、柏子仁（去油）、沙苑（酒浸）、萸肉（酒浸）、肉苁蓉（去甲）、麦冬（去心）、牛膝各四两，鹿茸（酥炙）一对。

【用法】上药用烧酒五十斤，无灰酒二十斤，白酒十斤，圆眼肉半斤，核桃肉半斤，同入缸内，重汤煮七炷香，埋土七日取起，勿令泄气。每晚男女各饮四五杯，勿令醉，至百日后，健旺无比。忌房事月余，入室即成男胎，有力者，加人参四两更妙。

【功效】能补真阴，添精益髓，乌须明目，聪耳延年，男女俱可服。

【主治】素性弱不耐风寒劳役，或思虑太过，致耗气血，或半身不遂，手足痿痹，或精元虚冷，久而不孕，及孕而多女，或频堕胎俱宜，眼目昏暗。

【来源】《惠直堂经验方》

二百味草花膏

【组成】羯羊胆，白蜜。

【用法】入蜜胆中，蒸熟，候干，细研为膏，每含少许，或点眼中。

【功效】明目。

【主治】目赤流泪，或痛或痒，昼不能视，夜恶灯光。

【来源】《疑难急症简方》

放杖丸

【组成】淫羊藿（连根细锉用）一两半，白萆薢（白色乃雄者）一两半，木瓜一两，金毛狗脊（去皮净秤，脊有骨而成节者乃是雄）一两半。

【用法】上件四味，用糟醋半升煮，令干为度。取出焙燥，捣罗为末。醋糊为丸，如梧桐子大。每服四五十丸，茶汤或温酒、米饮、熟水下，不拘时候。

【功效】乌髭明目。

【主治】治男子肾脏搏风邪，以致下注脚膝生疮，痒痛不可忍。或有脓水，皮肤渐黑，转甚入脑户，令眼暗漠漠，视物不明，渐至浑身瘙痒，寝卧不安。兼治痔漏下血，脚气等疾。

【来源】《叶氏录验方》

补肝丸

【组成】当归二两，熟干地黄（炒）二两，生干地黄（炒）二两，黄芪（蜜炙黄）二两。

【用法】上为细末，炼蜜为丸，如梧桐子大。每服三五十丸，食后，米饮下。

【功效】补肝壮肾，滋养精血，明目。

【主治】肝肾阴虚之眼目昏暗。

【来源】《叶氏录验方》

紫薇丸

【组成】菖蒲、远志（去苗心，取皮）各半两，丹参（去苗土）、柏子仁（别研）、天门冬（去心，焙干秤）各一两，防风（去须）、甘草（炙）各一两二钱，薯蓣一两半，熟干地黄二两，五味子（去枝茎）、百部、杜仲（去皮，横剉，炒丝断）各一两半，茯苓（去皮，白者）、茯神（去木，白者）、人参（去须）各一两七钱半，肉桂（取心）一两、麦门冬（去心）、黄芪（去须，蜜炙）各二两，菟丝子（酒浸取末）二两。

【用法】上件修制如法为细末，炼蜜为丸，如梧桐子大。每服五十丸，不拘时候，温熟水吞下。日二服。

【功效】开心孔，明目益智虑，补骨髓，强记，去心热，治诸风，补气及治寝睡不安。服三十日，声音清朗；四十日，颜色光泽一如童子，及去面皱，能令睡卧不惊。

【主治】心胆气不足，目不明。

【来源】吕仲权传

明目人参丸

【组成】人参一两半，决明子一两半，菟丝子（酒浸三日，别研）二两，黄芪（蜜炙）二两，覆盆子二两，枳壳（炒黄去瓤）一两。

【用法】上件药焙干，碾为细末，炼蜜为丸，如梧桐子大。每服三十丸，温酒，食前服。

【功效】补肝明目。

【主治】眼内障，用针后，肝虚眼昏。

【来源】《叶氏录验方》

灌顶油

【组成】生油二斤，故铁铧五两，硝石五钱，寒水石一两，马牙硝五钱，曾青一两。

【用法】绵裹入油中，浸七日，每一钱，顶上摩之，及滴少许入鼻为妙。

【功效】除目中翳障，镇心明目。

【主治】脑中热毒，眼目昏暗。

【来源】《串雅外编》

菊英丸

【组成】菊花。

【用法】种菊花一团，以多为佳，以肥泽为美。春采苗，夏采叶，秋采花，冬采根。四时采足，晒干，捣为末，如菊花难捣，以米面水浆过，晒干再碾。炼蜜丸绿豆大，每服三钱，空心白汤下。

【功效】延年益寿，明目轻身，返老还童。

【主治】眼目昏暗。

【来源】《经验良方全集》

琥珀散

【组成】琥珀一两，鳖甲一两，京三棱一两，延胡索半两，没药半两，大黄六铢。

【用法】熬，捣，为散，空心酒服三钱匕，日再服。产后即减大黄。

【功效】止血生肌，镇心明目，破癥瘕气块。

【主治】产后血晕闷绝，儿枕痛，眼目昏暗等。

【来源】《本草单方》

白沙草灵丹

【组成】当归、生地、熟地、麦门冬（去心）、天冬、赤何首乌、肉苁蓉、白芍、大茴香（炒黄色）、白茯苓、枸杞子、山药、远志（去心）、菟丝子（酒炒，蒸为饼）、粉草、白何首乌、川芎各二两，苍术（酒浸洗）、川椒（去核）各四两，丁香三钱，人参一钱，川乌（炮）一两。

【用法】上共为细末，炼蜜为丸，如梧桐子大。每服三五十丸，食远盐汤送下，或黄酒更妙，日进三服。

【功效】补气养血。

【主治】气血不足，眼目昏暗。

【来源】《良朋汇集经验神方》

洗肝明目散

【组成】归尾、川芎、赤芍、草决明、连翘、生地各一钱，黄连、黄芩、栀子、蔓荆子各八分，防风、荆芥、薄荷、甘菊花、甘草各五分，石膏二钱，羌活，白蒺藜各六分，桔梗七分。

【用法】水三大钟，煎一盅，温服。渣再煎。

【功效】洗肝明目。

【主治】一切风热眼目赤肿疼痛等。

【来源】《良朋汇集经验神方》

滋肾明目汤

【组成】当归、川芎、白芍、生地、白芷、菊花各一钱，熟地二钱，蔓荆子一钱五分，桔梗、山栀（炒黑）各八分，人参（任意用），黄连七分，甘草三分。

【用法】上加细茶一撮，灯心一团，水三大钟煎一盅，食后服。

【功效】滋肾明目，养血清热。

【主治】劳神肾虚，血少目痛。

【来源】《万病回春》

种子方

【组成】旱莲草一斤，草决明子（捣姜汁同炒，去姜用）半斤，熟地黄四两，何首乌四两，人参一两，当归（酒洗）四两，枸杞子（去蒂）一两。

【用法】上六味，同为末。先将地黄捣烂和匀，再入炼蜜为丸，如梧桐子大。每服五六十丸，空心、临卧时皆可。或盐水或酒，皆可服。

【功效】滋阴养血，固精神，强筋骨，明目，止风泪，黑发乌须。

【主治】男子不育，眼目昏暗。

【来源】《菉竹堂集验方》

乌须发秘方

【组成】旱莲草，转青草，青盐，无灰酒。

【用法】六月六日或七月七日采旱莲草，连根拔起，挂屋檐下阴干七日，用桑柴烧火炼地土至红为度。将柴灰扫去，称旱莲草，每一斤用转青草三钱，青盐二两，无灰酒五斤。青盐捣碎入酒和匀，将盐、酒一半拨火炼热地上，即将前草铺上蒸之，又将盐酒洒在草上，至地冷止取起。仍用竹箩盛贮，挂屋檐下七日，照前法炼地，盐、酒制之。如此三遍，秤前草如一斤，用新鲜猪板油二两，入锅内煎净去渣，即将草入锅，采向东嫩槐条四十九根，拨炒存性，取起研末，铅罐盛贮。每清晨擦牙，久噙细咽，余沥即抹须鬓上，临卧更擦一遍。

【功效】滋肾益元，乌须明目。

【主治】眼目昏暗，须发早白。

【来源】《菉竹堂集验方》

明目益肾还睛丸

【组成】当归身（酒洗）四两，天门冬（去心）二两，麦门冬（去心）二两，知母（盐汤炒）八两，白芍药（醋炒）一两，生地黄（酒洗）二两，怀山药（炒）二两，陈皮（洗）二两，川杜仲（酒炒）二两，川牛膝（酒洗）二两，甘菊花二两，黄芪（酒炒）三两，百部（洗）二两，黄柏（盐水炒）四两。

【用法】上为末，炼蜜丸，梧桐子大。早晚白汤吞一百丸。

【功效】滋肝养肾，养血明目。

【主治】肝肾精血亏虚所致双目无神，视物昏花。

【来源】《菉竹堂集验方》

保真丸

【组成】鹿角胶（用鹿角霜炒成珠）半斤，山药一两，杜仲（用姜汁入蜜，炒断丝）三两，白茯苓（人乳拌晒七次）二两，熟地二两，菟丝子（酒蒸为末）一两五钱，山茱萸（蒸去核）一两五钱，五味子（去梗）一两，牛膝（酒蒸）一两，益智仁（去壳炒）一两，远志（甘草水煮去骨）一两，小茴香（用青盐三钱拌炒）一两，川楝子（去核，酥油拌炒）一两，巴戟（酒浸去心）一两，破故纸（黑芝麻拌炒）一两，胡芦巴（入羊肠内煮，焙干）一两，柏子仁（去壳）一两，穿山甲（酥油炙）三钱，全蝎（去尾）一钱五分，沉香三钱，腽肭脐（酥油炙更妙，如无脐，黄狗肾代之）一副。

【用法】各依制法为极细末，以好嫩肉苁蓉四两酒洗净，去鳞甲皮垢，心中白膜去之，用好黄酒煮成膏，同炼蜜为丸，如桐子大。每服十五丸，淡秋石汤下，黄酒亦可，服后用干物压之，渐加百丸。

【功效】治九丑之魄，补十二经络，起阴发阳，能令阳气入胸，安魂定魄，开三焦积聚，消五谷，进饮食，强阴壮阳，益精补髓，五脏安平，轻身明目，去冷除风。

【主治】眼目昏暗。

【来源】《身经通考》

鹿茸丸

【组成】鹿茸（去毛酥炙）一具，鹿角霜二两，川楝子（炒取净肉）、青皮、木香各一两。

【用法】上为末，蒸饼丸梧子大，每服三十丸，空心盐汤下。

【功效】温补下元，疏通血脉，明目轻身。

【主治】肾阳不足，血脉不通。

【来源】《扁鹊心书》

明目化癖丹

【组成】牛黄一分，片脑一分，熊胆一分，麝香三厘，乳香三厘。

【用法】上共为细末，先将乳汁于铜勺内炭火上滚黄色，下前药，急取出搅匀于油单纸上，丸如米粒大。男左女右，卧时点入大眼角内，合眼自化，头上汗出至胸前，第二丸汗至脐上，第三丸汗至脐下，再点三二丸，腹痛下脓血自愈，妙不可言。

【功效】明目化癖。

【主治】积癖，眼目昏暗。

【来源】《寿世保元》

仙茅丸

【组成】仙茅（二斤，米泔浸五日，去赤子，用铜刀剉。夏浸三日，阴干，净称）一两，车前子（微炒）十二两，苍术（二斤，米泔浸五日，刮去皮，焙干，净）一斤，枸杞子一斤，柏子仁（微炒，另研），白茯苓、小茴香（炒）各八两，生地黄（酒洗）、熟地黄（酒浸）各四两。

【用法】上为细末，酒煮糊丸，梧桐子大。每服五十丸，渐加至八十丸，空心，食前温酒送下。

【功效】壮筋骨，益精神，明目，黑髭发。

【主治】诸虚不足。

【来源】《古今医统大全》

五神还童丹（一名五精丸）

【组成】赤石脂，川椒，辰砂（飞），茯神，乳香各一两。

【用法】为末，枣肉杵丸，梧桐子大，空心酒下三十丸。

【功效】补益心肾，明目延寿。

【主治】少年白发。

【来源】《古今医统大全》

明目细辛汤

【组成】麻黄根、羌活、防风各八分，川芎二分，生地黄（酒洗）、蔓荆子各三分，当归身梢、白茯苓（去皮）、藁本各四分，荆芥穗五分，细辛少许，红花少许，川椒四粒，桃仁（去皮尖研）七个。

【用法】上细切，用水一盏半，煎至一盏，去渣临卧稍热服。忌酒醋面。

【功效】祛风散寒，解急行滞。

【主治】风寒外障，瞳神紧小，畏日羞明，血络瘀赤，泪多眵少，头痛鼻塞，恶寒无汗。

【来源】《松厓医径》

秘传明目补下丸

【组成】人参三钱五分，川楝子（酒煮去核）、远志（去心）各一两半，川巴戟（去心）、菟丝子（酒浸）、麦门冬各一两，白术、白茯苓（去皮）、赤芍药（酒浸）、青盐、破故纸（炒）、小茴香、胡芦巴、肉苁蓉（酒洗）、黄芪、甘草（炙）、枸杞子、砂仁（炒）、黄柏（盐酒炒）、山药（炒）、知母（去毛皮盐酒炒）、熟

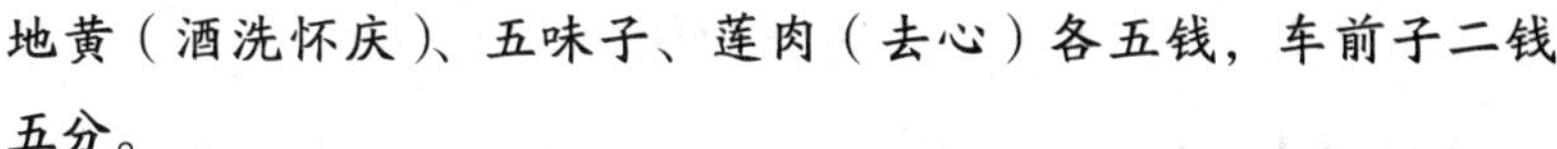

地黄（酒洗怀庆）、五味子、莲肉（去心）各五钱，车前子二钱五分。

【用法】上为细末，酒煮糯米糊为丸，如梧桐子大，每服八九十丸。空心用盐汤送下。

【功效】明目。

【主治】目病。

【来源】《松厓医径》

神仙既济丹少保刘公方

【组成】山药（酒蒸）三两，牛膝（酒洗）三两，杜仲（酥炙）二两，巴戟（汤泡）二两，五味子二两，白茯苓二两，枸杞（酒洗二两），小茴香（盐水炒）二两，苁蓉（酒洗）二两，山茱萸（酒蒸，去核，晒干）二两，石菖蒲（去毛）二两，远志（甘草水泡，去骨，晒干）二两，黄柏（酒炒）四两，知母（去毛，酒炒）二两，生地（酒蒸）二两，熟地（酒蒸）二两，麦冬（去心）二两，人参（去芦）二两，菟丝子（酒煮烂，捣成饼，焙干）二两，甘菊（酒洗）二两，山栀子（炒黑）二两，广橘红一两，天冬（汤泡）二两，当归（酒洗）二两，龙骨（火煅过）二两。

【用法】上为末，炼蜜，和枣肉为丸，如梧桐子大。每服七八十丸，空心淡盐汤送下。

【功效】专补诸虚百损，五劳七伤，滋肾水，降心火，补脾土。添精髓，益气和血，壮筋骨，润肌肤，聪耳明目，开心益智，强阴壮阳，延年益寿。

【主治】诸虚不足，眼目昏暗。

【来源】《古今医鉴》

滋阴降火汤

【组成】生地六钱，女贞子二钱，山药三钱，丹皮二钱，茯苓二钱，料豆三钱，沙参四钱，麦冬二钱，贝母二钱，杏仁三钱，谷精珠一钱五分，蝉衣一钱，生石决明（打碎）六钱。

【用法】水煎服，每日1剂，日服2次。

【功效】滋阴降火。

【主治】阴虚夹火之目睛不肿，微红羞明，眼珠作痛。

【来源】《校注医醇賸义》

排风汤

【组成】白鲜皮、白术、芍药、桂心、芎䓖、当归、杏仁（汤去皮尖）、防风（去叉）、甘草（炙）各二两，独活、麻黄（去节）、茯苓各三两。

【用法】上锉散。每服四钱，水盏半，姜七片，枣二枚，煎七分，去滓服。

【功效】安心定志，聪耳明目，通脏腑。

【主治】风虚湿冷，邪气入脏，狂言妄语，精神错乱。

【来源】《三因极一病证方论》

当归芍药散

【组成】白芍药八两，当归、茯苓、白术各二两，泽泻四两，川芎四两。

【用法】上为末。每服二钱，温酒调下，食前服。

【功效】养血调肝，健脾利湿。常服通畅血脉，不生痈疡，消痰养胃，明目益津。

【主治】妊娠腹中绞痛，心下急满，及产后血晕内虚，气乏崩中，久痢，眼目昏暗。

【来源】《三因极一病证方论》

神仙既济丹

【组成】酒炒黄柏四两，酒蒸山药、酒洗牛膝各三两，人参、姜杜仲、巴戟、五味子、酒洗杞子、茯苓、盐炒茴香、酒苁蓉、酒山萸、甘草（水浸）、远志、菖蒲、熟地、酒知母、酒生地、酒菟丝子、麦冬、黑山栀、酒洗甘菊、去白陈皮各一两。

【用法】蜜和，蒸枣肉丸，空心，温酒、盐汤任下。

【功效】滋肾水，除心火，益脾土，添精补髓，益气和血，壮筋骨，润肌肤，聪耳明目，开心定智，强阴健阳，延年益寿，性味温而不热，清而不寒，久服则坎离既济，阴阳浃和，火不炎而神自清，水不渗而精自固，乃平补之圣药也。

【主治】诸虚百损，五劳七伤。

【来源】《杂病源流犀烛》

补肝散

【组成】地肤子（阴干为末）一斗，生地黄（捣取汁）十斤。

【用法】以地黄汁和，曝干，更为末。酒服方寸匕，日二。

【功效】补肝明目。

【主治】治男子五劳七伤，眼目昏暗。

【来源】《秘传证治要诀及类方》

宝鉴甘菊丸

【组成】甘菊花、熟地各一两，枸杞四两，山药五钱。

【用法】为末，蜜丸，桐子大，每服三四十丸，空心食后服。

【功效】补肾明目。

【主治】内障。凡男子肾虚，眼目昏暗，或见黑花，常服明目暖水脏，活血驻颜壮筋骨。

【来源】《冯氏锦囊秘录》

东垣点盐法

【组成】海盐。

【用法】用海盐二斤，拣净，以百沸汤泡，滤取清汁，于银石器内熬取雪花白盐，瓷器盛贮。每早用一钱擦牙，以水漱口，用左右手指互以口内盐津细洗两眼大小眦内，闭目良久，却用水洗面。

【功效】明目坚齿，去昏翳，大利老眼。

【主治】目赤不明，昏花老眼。

【来源】《景岳全书》

明目细辛汤

【组成】麻黄、羌活各三钱，藁本一钱，川芎五分，细辛少许，白茯苓一钱，蔓荆子六分，荆芥穗一钱二分，当归梢一钱，川椒八粒，生地黄六分，桃仁二十枚，红花少许，防风二钱。

【用法】上并剉，如麻豆大。分作四服，每服水二大盏，煎至一盏，去渣，稍热服，食后。忌酒、湿及风寒处行走。

【功效】祛风散寒，化瘀止痛。

【主治】两目发赤微痛，羞明畏日，怯风寒，怕火，眼睫成细眵糊多，隐涩难开，眉攒痛闷，鼻涕唾极多如稠脓，大便微硬，喜食冷物。

【来源】《医学纲目》

甘菊花丸

【组成】甘菊花（去土）二两，枸杞四两，熟地三两，干山药半两。

【用法】上为细末，炼蜜丸，如桐子大。每服三四十丸，空心食后各一服，温水下。

【功效】明目，暖水脏，活血驻颜，壮筋骨。

【主治】男子肾脏虚弱，眼目昏暗，或见黑花。

【来源】《医学纲目》

太乙明目丹

【组成】雄黄、木香各五钱，天灵盖（炙）、鳖甲（酥炙）各一两，兔屎二两，轻粉二钱半。

【用法】上为末，用法：酒一大升，大黄末一钱三分，熬膏入前药为丸，弹子大，朱砂为衣。五更初服，勿令人知，以童便和酒化一丸服，如人行十里许，必吐出虫，状如灯芯细长，及如烂瓜，又如虾蟆，状各不同，未效，次日再服，以应为度。

【功效】辟秽解毒，明目。

【主治】传尸痨，其病肌瘦面黄，呕吐咳嗽不安者，眼目昏暗。

【来源】《赤水玄珠》

常山太守马灌酒

【组成】天雄（生用）二两，蜀椒、商陆根各一两，乌头（大者）一枚，桂心、白蔹、茵芋、干姜各一两，附子五枚，踯躅一两。

【用法】上十味㕮咀，以绢袋盛，酒三斗渍，春夏五日，秋冬七日，去滓。初服半合，稍加至两三合。捣滓为散，酒服方寸匕，日三，以知为度。夏日恐酒酸，以油单覆之，下井中，近水令不酸也。

【功效】除风气，通血脉，益精华，定六腑，聪耳明目，悦泽颜色，头白更黑，齿落更生，服药二十日力势倍，六十日志气充盈，八十日能夜书，百日致神明。房中强壮如三十时，力能引弩。

【主治】诸虚不足之证，眼目昏暗。

【来源】《备急千金要方》

茯苓膏方

【组成】茯苓（净，去皮）、松脂各二十四斤，松子仁、柏子仁各十二斤。

【用法】上四味，依法炼之，松、柏仁不炼，捣筛，白蜜二斗四斤，纳铜器中汤上，微火煎一日一夕，次第下药，搅令相得，微火煎七日七夜，丸如小枣，每服七丸，日三服。

【功效】轻身明目，延年益寿。

【主治】眼目昏暗。

【来源】《备急千金要方》

九江太守散

【组成】知母、人参、茯苓各三两，蜀椒（汗，去目闭口者）半两，栝楼一两半，防风、白术各三两，泽泻二两，干姜、附子（炮，去皮）、桂心各一两，细辛一两。

【用法】上一十二味，捣筛为散，以酒服方寸匕，日再，饮酒常令有酒色，勿令大醉也，禁房室、猪、鱼、生冷。

【功效】延年益寿，轻身明目，强筋骨，愈折伤。

【主治】男子五劳七伤，妇人产后余疾，五脏六腑诸风，眼目昏暗。

【来源】《千金翼方》

崔氏地黄酒

【组成】生地黄（肥大者，一石二斗，捣，以生布绞取汁）四斗四升，杏仁（去皮尖双仁，熬，捣末）一斗，大麻子（熬捣末）一斗，糯米（曝干）一石，上曲（曝干剉细）一斗五升。

【用法】上五味。先以地黄汁四斗四升，浸曲候发，炊米二斗作饭，冷暖如人肌，酘曲汁中和之，候饭消，更炊米一斗作饭，酘如前法；又取杏仁，麻子末各一升二合半，和饭搅之酘曲汁中，待饭消，依前炊米饭一斗，以杏仁，麻子末各一升二合半，一如前法酘之。凡如此可八酘讫。待酒发定，封泥之，二七日压取清。每温饮一升，渐加至二升，日再服。

【功效】益气力，轻身明目。

【主治】虚羸，眼目昏暗。

【来源】《外台秘要》

芜菁子

【组成】芜菁子。

【用法】芜菁子三升，净淘，高着水煮二十沸，出着水盆中淘之，令水清，接取以别釜煮之，水尽即添益，时尝，看味美，沥出曝干。上一味捣末，酒饮等任意，和服三方寸匕，日惟服七合，饱食任性酒服，即服无限时。慎生冷。

【功效】明目，益肌肤。

【主治】眼病。

【来源】《外台秘要》

明目清耳通圣丸

【组成】防风二两，荆芥、蔓荆子、黄芩（酒洗）、黄连（酒洗）各八钱，川芎六钱，生地黄（酒洗）四钱，升麻、藁本、羌活、生甘草、炒甘草各二钱，柴胡一钱四分。

【用法】上为末，滴水为丸如桐子大，每服一百丸，临卧茶汤下。

【功效】明目清耳。

【主治】风热耳聋。

【来源】《济阳纲目》

中和汤

【组成】人参（去芦），厚朴（如前制），当归（酒洗），防风（去芦），白芷，肉桂（去粗皮），桔梗，川芎，白芍药，沉香，檀香，乳香，藿香叶，紫苏叶，黄芪（蜜水涂炙），甘草各半两。

【用法】上件㕮咀，用无灰酒四两，重拌匀晒干，天阴略焙，每服一钱，水一盏，煎七分，无时温服。

【功效】大能通和表里，温养脾胃，匀调气血，顺正阴阳，发散风寒，辟除腥秽，善使痘疮易出易收，不致倒靥黑陷，传变危急。常服清神驻颜，明目健脾，真元益固，邪气无干。

【主治】遍身痈疖已溃未溃。

【来源】《活幼心书》

凉肝明目散

【组成】白菊花，密蒙花，白蒺藜，蝉蜕（洗净），柴胡，谷精草，当归（酒洗），防风，龙胆草（酒洗）各四分。

【用法】用雄猪肝煮汤煎药服。热盛，加酒炒黄连；小便短赤，灯心一分；大便秘，加酒大黄。

【功效】凉肝明目。

【主治】痘疮入眼。

【来源】《幼科汇诀直解》

坠血明目饮

【组成】细辛、人参各一钱，五味子廿粒，芍药、川芎（酒洗炒）、生地、牛膝（酒洗炒）、石决明（醋炒）、山药、知母（盐水炒）、白蒺藜（研去刺）、归尾、防风各八分。

【用法】上水煎，温服。

【功效】益气活血，凉血止血。

【主治】血灌瞳神，瞳神不见黑莹，但见一点鲜红，甚则紫浊；或者络损暴盲，消渴目病，视瞻有色；舌红，或紫暗，苔薄白，脉细数。血灌瞳神、络损暴盲，消渴目病，视瞻有色见气虚不摄，血热迫睛出血者可斟酌用之。

【来源】《金匮启钥》

明目大补汤

【组成】干熟地（酒蒸），白术（土炒），白茯苓（焙干），人参，白芍，炙甘草，川芎，当归身（酒洗），黄芪，白豆蔻（取肉），附子（炮），沉香，肉桂各等份。

【用法】上入生姜一片，枣二枚，水煎不拘时温服。

【功效】益气养血，温中行气。

【主治】眼目昏花，目暗昏蒙，视物不清，或流冷泪，或头目晕眩，唇色淡白，面色少华，心悸心跳，或有腹胀腹泻便溏，舌质淡，苔白，脉沉迟弱。主要用于视瞻昏渺，目昏目暗，流冷泪，心悸，失眠，眩晕等而见气血阳气不足者。

【来源】《金匮启钥》

马齿实方

【组成】马齿实一斤。

【用法】上为末。每服一匙，煮葱豉粥，和搅食之。马齿菜作羹粥吃，并明目，极佳。

【功效】明目，除邪气，利大肠，去寒热。

【主治】老人青白翳。

【来源】《养老奉亲书》

镇心丸

【组成】辰砂一两，桂一两，远志（去心）、人参各一两，茯苓二两，麦门冬（去心）、石菖蒲、干地黄各一两半。

【用法】以上除辰砂，并为末，和匀。上炼蜜为丸，如桐子大。空心，薄荷酒吞下十丸至十五丸。留少朱砂为衣。

【功效】益心气，养神。

【主治】老人心气不足，健忘，耳目不明。

【来源】《养老奉亲书》

明目川椒丸

【组成】川椒（每用盐一斤，拌淹一宿，三度换盐，淹三夜，取出晒干，去盐用）一斤，黑参（锉）半斤。

【用法】上二味，为末，炼蜜为丸，如梧桐子大。每日盐汤下三十丸，食后，临卧服之。

【功效】补益疗眼。

【主治】肾脏虚冷，肝膈浮热，上冲两目，生翳，黑花，风毒，久不治者。

【来源】《养老奉亲书》

十精丸

【组成】甘菊花（家园者夫梗叶净），石斛（去根），五加皮（去木洗），柏子仁（去壳炒），菟丝子（去土酒煮捣饼晒干），白术（土炒），肉苁蓉（去心膜），川巴戟（去心），人参（去芦），鹿角胶各二两。

【用法】上为末，将鹿角胶酒化开，加炼蜜为丸，如梧桐子大，每服九十九丸，空心滚白汤送下。

【功效】补虚明目。

【主治】目视不明。

【来源】《养生类要》

治脑风热毒

【组成】生油二斤，旧铁铧五两，寒水石、曾青（打碎）各一两，硝石、马牙硝各五钱。

【用法】用生油二斤，旧铁铧五两，寒水石、曾青（打碎）各一两，硝石、马牙硝各五钱，绵裹，油中浸七日。每以一钱摩顶上，滴鼻少许，甚效。

【功效】镇心明目。

【主治】脑风热毒，目中翳障。

【来源】《急救广生集》

加味六味地黄丸

【组成】怀生地（如法制）八两，怀山药四两，白茯苓（坚白者，人乳拌，晒干又拌，多多更妙）四两，山茱萸（去核）四两，牡丹皮三两，麦门冬（去心）六两，泽泻三两（目病减半），甘菊花（苦者不用）六两，真甘枸杞（去蒂）六两，北五味（去枯者）六两。

【用法】细末，蜜丸如梧子大，空心淡盐汤服四钱。又方加白蒺藜（炒，去刺）五两。

【功效】滋阴固精明目，不寒不热和平之剂，久服延年。

【主治】目疾久不愈。

【来源】《广笔记》

明目膏

【组成】硼砂、海螵蛸、炉甘石各十钱，龙脑一钱，辰砂八分。

【用法】上乳钵内细碾数千遍。用炼蜜半两，复碾匀为膏，以少许点入眼角，紧合眼而睡着极妙。若痒甚者，加枯矾少许。

【功效】清热解毒消肿，退翳明目。

【主治】一切目疾，赤肿疼痛，羞明难开者。又小儿初生，眼胞胀起，闭而不开者。点药于笔头，入眼内则二三日而必效，但要入药于深，浅则无效。

【来源】《青囊琐探》

活血片

【组成】海藻，鸡血藤，丹参，当归，川芎，桃仁，萆薢，茜草，葛根，茺蔚子，决明子，红花。

【用法】片剂，每片含生药2.4克。1次2片，1日3次，温开水送服。

【功效】活血散瘀，清肝明目。

【主治】气血瘀滞所致玻璃体积血，玻璃体混浊，视网膜陈旧性出血。

【来源】《中医大辞典》

杞菊地黄丸

【组成】熟地，枸杞子，山药，山茱萸肉，茯苓，牡丹皮，泽泻，菊花。

【用法】水丸剂，每瓶120克。1次9克，1日2次，空腹温开水送服；浓缩丸，每瓶200粒，1次8粒，1日3次，空腹温开水送服；口服液，每支10毫升，1次1支，1日2次。

【功效】滋养肝肾，清窍明目。

【主治】肝肾阴虚所致头目眩晕，视物模糊或枯涩眼痛，或迎风流泪，羞明畏光，或耳鸣耳聋，腰膝酸软，舌红脉细。常用于高血压、梅尼埃病、神经衰弱、球后视神经炎、视神经萎缩、中心视网膜炎、慢性青光眼、视网膜色素变性、中心性浆液性视网膜脉络膜病等。

【来源】《中医大辞典》

女贞子糖浆

【组成】女贞子。

【用法】糖浆剂：每瓶200毫升，口服，1次6~15毫升，1日3次。

【功效】补肝肾，强腰膝，乌发明目。

【主治】阴虚内热之腰膝酸软、耳聋目昏、须发早白等症。

【来源】《中医大辞典》

鸡肝散

【组成】使君子肉，雷丸，鲜鸡肝。

【用法】散剂。1次4.5克，1日2次，温开水送服。

【功效】消疳杀虫明目。

【主治】主治小儿疳证。症见腹痛，食少泄泻，面黄肌瘦，视物模糊等症。

【来源】《中医大辞典》

益气聪明丸

【组成】升麻，葛根，黄柏，白芍，蔓荆子，党参，黄芪，甘草。

【用法】水丸剂，每12粒重1克。1次6克，1日2~3次，温开水送服。

【功效】益气升阳，聪耳明目。

【主治】主治脾气虚弱，中阳不升所致耳鸣耳聋、内障近视等。症见黑睛生翳，视物昏花，眩晕，失眠健忘，耳鸣耳聋，精神倦怠，肢体乏力，面色萎黄，食少便溏，舌淡苔白，脉濡细。

【来源】《中医大辞典》

拨云退翳丸

【组成】川芎、当归、白蒺藜（去刺，炒）各一两五钱，菊花、蔓荆穗、地骨皮、蝉蜕各一两，蛇蜕（炙）、炙甘草各三钱，密蒙花、蔓荆子、木贼各二两，黄连、薄荷叶、楮实子各半两，天花粉六钱，川椒皮七钱。

【用法】为细末，炼蜜为丸，每两做八丸，每服一丸，食后睡前细嚼，茶水送下。

【功效】祛风清热，明目退翳。

【主治】肝经风热证。常用于化脓性角膜炎、角膜云翳初期，亦用于翼状胬肉红赤，日久不退者，也可用于糖尿病性白内障。症见目赤肿痛，视物不清，畏光流泪。

【来源】《原机启微下卷》

开光复明丸

【组成】栀子，黄柏，玄参，赤芍，当归尾，石决明，羚羊角粉，黄连，大黄，红花，菊花，生地，冰片，黄芩，泽泻，龙胆草，防风，蒺藜。

【用法】蜜丸剂，每丸重4.5克。1次2丸，1日2次，饭后温开水送服。

【功效】清热散风，明目退翳。

【主治】肝肺热盛所致暴发火眼、云翳气蒙、迎风流泪、眼边赤烂、红肿痛痒。常用于急性结膜炎、角膜溃疡、睑缘炎。

【来源】《中医大辞典》

明目上清丸

【组成】黄连，连翘，黄芩，山栀，生石膏，熟大黄，车前子，天花粉，玄参，麦门冬，蒺藜，菊花，荆芥，蝉衣，薄荷，当归，赤芍，陈皮，枳壳，桔梗，甘草各150克。

【用法】为细粉，水泛小丸，滑石为衣，每服6克，开水送下，日二次。

【功效】清热散风，明目止痛。

【主治】上焦热盛，风火上炎所致暴发火眼，头晕目眩，目赤肿痛，畏光羞明，眼边红烂，翳膜外障，视物昏暗，大便燥结，小便赤黄。常用于麦粒肿（睑腺炎），急性结膜炎、化脓性角膜炎。也可用于翼状胬肉体部肥厚红赤者。

【来源】《全国中药成药处方集》

补益蒺藜丸

【组成】黄芪，芡实，白术，沙蒺藜，山药，茯苓，白扁豆，当归，菟丝子，橘皮。

【用法】蜜丸剂，每丸重6克（含生药量约2.5克）。1次2丸，1日2次。温开水送服。

【功效】补肾益精，健脾益气，养血明目。

【主治】脾肾亏虚，精血不足，目失滋养所致视力减退。常用于慢性视神经炎、中心性浆液性视网膜脉络膜病变。症见视物模糊，头晕乏力，腰酸便溏，舌淡少苔，脉细弱。亦可用于老视眼。

【来源】《中医大辞典》

增光片

【组成】石菖蒲，远志，当归，枸杞子，党参，麦冬，茯苓，丹皮。

【用法】糖衣片剂，每片含生药0.3克。1次4片，1日3次，温开水送服。

【功效】益五脏，宁心神，聪耳明目。

【主治】主治心肾不足所致近视眼。症见面白神倦，心悸气短，能近怯远，视力疲劳，舌淡，脉弱。

【来源】《中医大辞典》

障眼明片

【组成】山萸肉，蕤仁，枸杞子，肉苁蓉，党参，黄芪，升麻，菊花，密蒙花，蔓荆子，石菖蒲等。

【用法】片剂，每瓶装100片。1次4片,1日3次，温开水送服。

【功效】调补肝肾，健脾益气，退翳明目。

【主治】肝肾不足，脾虚气弱而引起的初、中期老年性白内障及陈旧性眼底病、视力疲劳等。症见视物模糊，视力疲劳，精神困倦，头晕耳鸣等。

【来源】《中医大辞典》

琥珀还睛丸

【组成】生地，熟地，当归，川芎，沙苑子，枸杞子，菟丝子，杜仲炭，肉苁蓉，琥珀，天门冬，麦门冬，石斛，青葙子，菊花，知母，黄连，羚羊角粉，水牛角浓缩粉，苦杏仁，党参，山药，茯苓，炙甘草，炒枳壳。

【用法】蜜丸剂，每丸重4.5克。1次1~2丸，1日3次，温开水送服。

【功效】滋阴养血，降火明目。

【主治】阴虚火旺所致单纯性青光眼。症见瞳神略大，眼胀头痛，虚烦不得眠，脑转耳鸣，潮热盗汗，腰膝酸软，舌红少苔，脉细弦数等。

【来源】《中医大辞典》

保瞳丸

【组成】熟地，知母，决明子，菟丝子，密蒙花，潼蒺藜，玄精石，青葙子，枸杞子，白茯苓，菊花，女贞子，麦冬，车前子，谷精草。

【用法】蜜丸剂，每丸重7.5克。1次1丸,1日2次，温开水化服。

【功效】补肾清肝，明目退翳。

【主治】肝肾阴亏，精血不足，虚热内生，目精失养所致视网膜炎、脉络膜炎、白内障、青光眼。症见目光昏暗，视物模糊，瞳神散大，羞明多泪，头晕耳鸣，腰膝酸软，舌红少苔，脉细数。

【来源】《中医大辞典》

珍珠明目液

【组成】珍珠，冰片等。

【用法】滴眼剂，每支8毫升。外用滴眼，1次1~2滴，1日3~5次，滴后闭目片刻。

【功效】明目清热。

【主治】慢性结膜炎。症见眼痒，眼干，眼涩等。亦可用于屈光不正、视力疲劳。

【来源】《中医大辞典》

光明眼药水

【组成】乌梅，铜绿，当归尾，炉甘石，苦参，胆矾，冰片。

【用法】滴眼剂，每支15毫升。外用滴眼，1日3次。

【功效】清热收敛，明目退翳。

【主治】主治暴发火眼所致目赤痒肿，外障云翳，眼痛等。

【来源】《中医大辞典》

珍珠拨云散

【组成】飞甘石，硼砂，煅珍珠，麝香，番硇砂，荸荠粉，琥珀，熊胆，正梅片，黄连。

【用法】散剂，每瓶重0.3克。外用，用消毒玻璃棒蘸少许药粉，点入眼角内，1日2次。

【功效】消肿止痛，退赤明目。

【主治】邪毒炽盛所致急性结膜炎、流行性结角膜炎、泡性结膜炎、泡性结角膜炎、沙眼等。

【来源】《中医大辞典》

特灵眼药

【组成】牛黄，麝香，珍珠，冰片，硼砂，琥珀，珊瑚，海螵蛸，樟丹，大青叶，石蟹，炉甘石。

【用法】粉末剂，瓶装0.48克或0.75克。外用，用消毒玻璃棒蘸少许药粉，点于下眼睑内，1日2次。

【功效】清热解毒，祛腐消肿，明目退翳。

【主治】主治重症沙眼，化脓性角膜炎。

【来源】《中医大辞典》

风火眼药

【组成】炉甘石，黄连，硼砂，琥珀，珍珠，人工牛黄，冰片，熊胆，麝香。

【用法】散剂，每瓶重0.6克。外用，用玻璃棒蘸凉开水，再蘸药粉点入眼角内，1日2~3次。

【功效】清火散风，退翳明目。

【主治】邪热上冲所致暴发火眼、新老沙眼、胬肉遮睛等。症见白睛红赤，畏光流泪，灼热痒痛。

【来源】《中医大辞典》

明目熊胆膏

【组成】黄连，苦参，菊花，红花，薄荷叶，冰片，当归尾，熊胆，蜂蜜。

【用法】膏剂，每瓶重0.9克。外用，用玻璃棒蘸冷开水和药少许，点入眼角内，1日1~2次。

【功效】清热散风，明目退翳。

【主治】风热上攻所致云蒙障翳，迎风流泪，眼睑痛痒，眼边溃烂。常用于结膜炎、麦粒肿、睑缘炎。

【来源】《中医大辞典》

大明复光散

【组成】当归尾（酒洗），生地黄（酒浸），黄柏（酒炒），黄连，黄芩，柴胡，白茯苓，枳壳，羌活，防风，荆芥，石膏（煅），甘菊花，蝉蜕，车前子（炒），密蒙花，白蒺藜（炒），木贼（童便浸，焙），青葙子（炒），羚羊角，石决明（煅），甘草各等份。

【用法】为末，每服一两，食后温服。

【功效】疏风清热，平肝明目。

【主治】目赤目昏，羞明怕日，目痒流泪，翳膜遮睛。

【来源】《中医大辞典》

小防风汤

【组成】大黄（蒸），山栀子，甘草（炙），赤芍药，川当归，防风，羌活各等份。

【用法】㕮咀，每服二钱，用水一中盏，煎至七分，去滓，食后服。

【功用】散风清热，解毒明目。

【主治】热毒上升，眼目生翳，胎风赤烂。

【来源】《活幼口议》

天麻退翳散

【**组成**】白僵蚕（热水泡，去丝，姜汁炒），当归身（酒洗，炒），防风，石决明（醋煅），白芷，熟地黄（酒炒，烘干），黄芩（炒），木贼草，枳壳（麸炒），麦门冬（去心，焙干），羌活，白蒺藜（杵去刺，炒），川芎，荆芥穗，菊花，蔓荆子，蝉蜕（去头足），赤芍药，天麻（炒），密蒙花各等份。

【**用法**】为粗末，每服二三钱，灯心汤调下。

【**功效**】疏风清肝，养血明目，退翳除障。

【**主治**】垂帘翳障，昏暗失明。

【**来源**】《审视瑶函》

草龙胆散

【**组成**】蒺藜子（炒，去刺）、草龙胆各六两，赤芍药半斤，甘草（炙）、羌活、防风（去叉枝）各三两，菊花（去枝）半两，茯苓（去皮）四两。

【**用法**】上捣为末，每服二钱，饭后临卧，温酒调下。

【**功效**】疏风清热明目。

【**主治**】眼暴赤肿痛，风气热上攻，睛疼连眶，睑眦赤烂，瘀肉侵睛，时多泪，以及郁怒伤肝，久劳瞻视，役损眼力，风沙尘土入眼涩痛，致成内外障翳者。

【**来源**】《太平惠民和剂局方》

退云散

【**组成**】当归、生地、白菊花、谷精草、木贼、羌活、石决明、大黄（酒炒）、蔓荆子、白芷、黄柏、连翘、龙胆草各一钱，蝉蜕七个。

【用法】剉末，水煎，食远服。

【功用】养血清肝，退翳明目。

【主治】翳蒙瞳子。

【来源】《万病回春》

秘方茶调散

【组成】片芩（酒拌炒三次，不可令焦）二两，小川芎一两，细芽茶三钱，白芷五钱，薄荷三钱，荆芥穗四钱。

【用法】为细末，每服二三钱，用茶清调下。

【功用】祛风清热，明日止痛。

【主治】风热上攻，头目昏痛，及头风热痛不可忍。

【来源】《赤水玄珠》

密蒙花散

【组成】密蒙花（净），石决明（用盐同东流水煮一伏时漉出，研粉），木贼，杜蒺藜（炒，去尖），羌活（去芦），菊花（去土）各等份。

【用法】上为细末，每服一钱，腊茶清调下，食后，日二腹。

【功效】清肝热，祛风明目。

【主治】风气攻注，两眼昏暗，眵泪羞明，睑生风粟，隐涩难开，或痒或痛，渐生翳膜，视物不明，及久患偏头痛，并暴赤肿痛等。

【来源】《太平惠民和剂局方》

五胆丸

【组成】熊胆一个，黄牛胆二个，青鱼胆一个，鲤鱼胆二个，

青羊胆一个，石决明二两，夜明砂一两，麝香少许。

【**用法**】为末，将前胆和为丸，如绿豆大，每服三十丸，空心茶下。

【**功效**】泻热明目。

【**主治**】小儿雀目。

【**来源**】《银海精微》

归葵汤

【**组成**】**柴胡二分、生甘草、蔓荆子、连翘、生地黄、当归身、红葵花、人参各三分，黄芪、酒黄芩、防风、羌活各五分，升麻一钱。**

【**用法**】㕮咀，每服五钱，水二盏，煎至一盏，去渣，食后温服。

【**功效**】清肝泄热，疏风明目。

【**主治**】眼目红赤，恶日与火，隐涩难开，视物昏花，迎风流泪。

【**来源**】《兰室秘藏》

光明丸

【**组成**】**生地黄、白芷、羌活、独活、甘草、薄荷、防风、荆芥、木贼、甘菊花、草决明、黄连、黄芩、黄柏、大黄、连翘、桔梗各二钱，归尾、川芎各三钱。**

【**用法**】上共为末，炼蜜为丸，如绿豆大，每服三五十丸，白滚汤送下，早晚各进一服。

【**功效**】清心平肝，疏风明目。

【**主治**】心火上冲，眼疾暴发，肿痛不可忍；并治障翳。

【来源】《寿世保元》

还睛散

【组成】桔梗、五味子、茺蔚子、玄参、黄芩各一两，防风、知母各二两，车前子、细茶各二两半。

【用法】为粗末，每服一钱，水煎食后服。

【功效】疏风清热，明目退翳。

【主治】涩翳内障。

【来源】《秘传眼科龙木论》

谷精草汤

【组成】谷精草六分，白芍、荆芥穗、玄参、牛蒡子、连翘、草决明、菊花、龙胆草各五分，桔梗三分。

【用法】剉末，白水二盅，灯心十段，煎至六分，去滓，不拘时服。

【功效】清肝疏风，明目去翳。

【主治】热邪蕴积于肝胆，眼目生翳。

【来源】《审视瑶函》

青葙丸

【组成】菟丝子一两，茺蔚子一两，生地黄二两，青葙子二两，防风一两，五味子三钱，黑参一两，柴胡一两，泽泻一两，细辛三钱，车前子一两，茯苓一两。

【用法】上为细末，炼蜜为丸，如梧桐子大，空心茶清送下，每服三钱。

【功效】养肝清热，疏风明目。

【主治】肝虚积热，眼目初起红肿疼痛羞明，隐涩难开，久则渐生翳膜，视物昏暗。

【来源】《审视瑶函》

栀子胜奇散

【组成】蛇蜕，草决明，川芎，荆芥穗，蒺藜（炒），谷精草，菊花，防风，羌活，密蒙花，甘草（炙），蔓荆子，木贼草，山栀子，黄芩各等份。

【用法】为细末，每服二钱，食后、临睡用热茶清调下。

【功效】疏风泻热，退翳明目。

【主治】胬肉攀睛，并有泪眵，羞涩难开。

【来源】《原机启微》

洗肝明目散

【组成】当归尾，川芎，赤芍，生地黄，黄连，黄芩，栀子，石膏，连翘，防风，荆芥，薄荷，羌活，蔓荆子，菊花，白蒺藜，草决明，桔梗，甘草各等份。

【用法】剉末，水煎，食后服。

【功效】清肝疏风，凉血明目。

【主治】肝经风热上攻，眼目赤肿疼痛。

【来源】《万病回春》

黄连羊肝丸

【组成】龙胆草、芜蔚子、木贼、密蒙花、黄连各一斤四两，夜明砂、柴胡、胡连、生石决明各二斤八两，蒺藜（盐炒）二斤，黄芩、炒草决明各二斤八两，鲜羊肝十斤，黄柏、青皮（醋炒）

各一斤四两。

【用法】将羊肝煮熟和前药串一处晒干，共为细粉，炼蜜为丸，三钱重，蜡皮或蜡纸筒封固，每次服一丸，白开水送服，每日二次。忌辛辣食物。

【功效】清肝疏风，明目止痛。

【主治】肝经风热或肝火旺盛，眼目昏暗，羞明怕光，胬肉攀睛，眼珠疼痛，迎风流泪。

【来源】《全国中药成药处方集》

救苦汤（还阴救苦汤）

【组成】桔梗、连翘、红花、细辛各一分，当归身（夏日减半）、炙甘草各五分，苍术、草龙胆各七分，羌活、升麻、柴胡、防风、藁本、黄连各四钱，生地黄、黄柏、黄芩、知母各一钱五分，川芎三钱。

【用法】㕮咀，每服一两，水二盏，煎至一盏，去渣，食后温服。

【功效】疏风清热，和血明目。

【主治】眼暴发赤肿，睑高苦疼难忍者。

【来源】《兰室秘藏》

羚羊角饮子

【组成】羚羊角（锉末），犀牛（锉末），防风，桔梗，茺蔚子，玄参，知母，大黄（炮），草决明，甘草（减半），黄芩（炒），车前子各等份。

【用法】上剉，白水二盅，煎至八分，去滓，食后温服。

【功效】凉肝清热，明目除障。

【主治】眼目外障，红赤肿胀，流泪，眵多黏稠，沙涩不适，头痛，珠痛胀急者。

【来源】《审视瑶函》

黑参汤

【组成】黑参，黄芩，生地黄，赤芍药，菊花，青葙子，白蒺藜各等份。

【用法】为末，每服四钱，水煎服。

【功效】清肝滋阴，祛风明目。

【主治】肝经风热攻目，眼见黑花，芒芒如蝇翅之“蝇翅黑花”症。

【来源】《银海精微》

无比地黄丸

【组成】肉苁蓉（酒浸）四两，枸杞子四两，当归、川芎、防风（去芦）各二两，菊花，楮实（拣，焙），巴戟（去心），荆芥穗，白蒺藜各一两半，决明子（炒）一两，生干地黄四两。

【用法】为末，炼蜜和丸，如梧桐子大，每服三十丸，空心盐汤下，酒下亦可。

【功效】补肾滋肝，疏风明目。

【主治】肝肾两虚，眼生黑花，乍结内障，目力亏损，逢风有泪。

【来源】《普济方》

加减驻景丸

【组成】车前子（略炒）三两，熟地黄（洗）、当归（去尾）

各五两，楮实子、川椒（炒出火毒）各一两，五味子、枸杞子各二两，菟丝子（酒浸软，滤出，焙九分干，称）半斤。

【用法】为末，蜜糊丸，如梧桐子大，每服三十丸，空心食前温酒下，盐汤下亦可。

【功效】补肝益肾明目。

【主治】肝肾气虚，视物不清，血少气多，两目渐暗。

【来源】《普济方》

当归补血汤

【组成】熟地黄、当归各六分，川芎、牛膝、白芍药、炙甘草、白术、防风各五分，生地黄、天门冬各四分。

【用法】作一服，水二盏，煎至一盏，去渣，稍热服。恶心不进食者，加生姜煎。

【功效】滋阴养血，明目止痛。

【主治】衄血、便血，妇人产后崩漏，及亡血过多，致使睛珠疼痛，不能视物，羞明酸涩，眼睫无力，眉目及太阳穴疼痛。

【来源】《原机启微》

决明夜灵散

【组成】石决明（另研）、夜明砂（另研）各二钱，猪肝（生用，不食猪者，以白羯羊肝代之）一两。

【用法】二药末和匀，以竹刀切肝作二片，以上药铺于一片肝上，以一片合之，用麻皮缠定，勿令药得泄出，淘米泔水一大碗，贮沙罐内，不犯铁器，入肝药于中，煮至小半碗，临睡，连肝药汁服之。

【功效】养肝明目。

【主治】雀目，目至夜则昏，虽有灯、月，亦不能视者。

【来源】《原机启微》

补肾磁石丸

【组成】磁石（烧通赤，用醋淬七次），肉苁蓉（酒浸，切，焙），菟丝子（酒浸一宿，慢火焙干），甘菊花，石决明各一两。

【用法】捣罗为末，用雄雀十五只（去毛、嘴、足，留肠肚），以青盐二两，水二升，同煮至雄雀烂，水欲尽未尽，取出先捣如膏，和药为丸，如梧桐子大，每服二十丸，空心温酒送下。

【功效】补肾益精，清肝明目。

【主治】眼目昏暗，远视不清，时见黑花渐成内障之症。

【来源】《圣济总录》

明目壮水丸

【组成】拣人参一两，当归（酒洗）一两，熟地黄（酒蒸）一两，生地黄（酒洗）二两，天门冬（去心）二两，麦门冬（去心）二两，石枣（酒蒸，去核）二两，枸杞子（酒洗）一两六钱，五味子一两，菟丝子（酒制）一两，白茯神（去皮、木）二两，干山药一两，川牛膝（去芦，酒洗）一两三钱，柏子仁（去壳，炒）一两，泽泻一两，牡丹皮（酒洗）一两，家菊花（去梗）三两，黄柏（乳汁拌匀炒）一两半，知母（乳汁拌匀晒干炒）二两半，白豆蔻（去壳净）三钱。

【用法】上药为末，炼蜜为丸，如梧桐子大。每服百丸，空心清盐汤送下。

【功效】补肾滋肝，养血明目。

【主治】肝肾不足，眼目昏暗，常见黑花，多有冷泪。

【来源】《古今医鉴》

固本还睛丸

【组成】天门冬（去皮心，酒浸一宿，另杵如泥）、麦门冬（去心焙干）、生地黄（酒浸，焙，勿犯铁）、熟地黄（酒洗净，瓷蒸，勿犯铁）各三两，人参一两五钱，白茯苓、干山药、枸杞子各一两五钱，川牛膝（酒洗）一两，石斛（去芦酒洗）一两，草决明（微炒）、杏仁（去尖皮，另研）、甘菊花、菟丝子（酒浸三宿，另研，焙干）、枳壳（麸炒黄色）、羚羊角各一两，乌犀角（剉细生用）八钱，五味子（焙干）七钱，甘草（炙）七钱，防风（去芦）八钱，白蒺藜（杵去刺）七钱，黄连（去毛）七钱，川芎七钱，青葙子（微炒）八钱。

【用法】为细末，炼蜜丸，如梧桐子大，每服五七十丸，盐汤下。

【功效】滋肾平肝，清热疏风，明目去翳。

【主治】内外翳膜遮睛，风弦烂眼，及老弱人目眵多糊，迎风冷泪，视物昏花等证。

【来源】《医学正传》

驻景丸加减方

【组成】菟丝子八两，楮实八两，枸杞子二两，车前子二两，寒水石三两，五味子二两，茺蔚子六两，生三七五钱，紫河车三两，木瓜二两。

【用法】研为细末，作蜜丸，每日空心服一两，白开水送下，或减量水煎，但须取三七粉，河车粉兑药水服。

【功效】滋补肝肾，活血明目。

【主治】双目外无表证，而视物模糊，或觉眼中有黑子遮隔，或觉蚊蝇舞于睛前。

【来源】《中医眼科六经法要》

保瞳丸

【组成】**大熟地四两，肥知母一两五钱，决明子二两，菟丝子三两，密蒙花一两五钱，潼蒺藜三两，玄精石、青葙子各一两五钱，枸杞三两，白茯苓二两，甘菊花二两，女贞子二两，麦冬三两，车前子一两五钱，谷精草三两。**

【用法】共研细末，炼蜜为丸，每丸重二钱五分，每服一丸，开水化服。

【功效】补肾清肝，明目退翳。

【主治】肝肾亏虚，目光昏暗，内外障翳，瞳仁散大，羞明多泪等症。

【来源】《全国中药成药处方集》

济阴地黄丸

【组成】**五味子，麦门冬，当归，熟地黄，肉苁蓉，山茱萸，干山药，枸杞子，甘菊花，巴戟肉各等份。**

【用法】为末，炼蜜丸，桐子大，每服七八十丸，空心白汤下。

【功效】滋阴补肾，养肝明目。

【主治】足三阴亏损，虚火上炎，致目睛散大，视物不清或昏花，目涩紧作痛，畏光，或卒见非常之处等证。

【来源】《证治准绳》

养肝丸

【组成】当归（去芦，酒浸），车前子（酒蒸，焙），防风，白芍药，蕤仁（别研），熟地黄（酒蒸，焙），川芎，楮实子各等份。

【用法】为细末，炼蜜为丸，如桐子大，每服七十丸，不拘时服。

【功效】养肝补肾，祛风明目。

【主治】肝血不足，眼目昏花，或生眵泪，久视无力。

【来源】《济生方》

益阴肾气丸

【组成】泽泻、茯苓各二钱五分，生地黄（酒洗，干）、牡丹皮、山茱萸、当归梢（酒洗）、五味子、干山药、柴胡各五钱，熟干地黄二两。

【用法】为细末，炼蜜为丸，如梧桐子大，朱砂为衣，每服五十丸，空心淡盐汤下。

【功效】补肾明目。

【主治】肾水不足，瞳仁散大，视物昏花。

【来源】《兰室秘藏》

菊睛丸

【组成】枸杞子三两，巴戟（去心）一两，甘菊花（拣）四两，苁蓉（酒浸，去皮，炒，切，焙，）二两。

【用法】为细末，炼蜜丸，如梧桐子大，每服三十丸至五十丸，温酒或盐汤下，空心、食前服。

【功效】补肝肾而明目。

【主治】肝肾不足，眼目昏暗，瞻视不明，茫茫漠漠，常见黑花，多有冷泪，甚者变成视渺，青盲者。

【来源】《太平惠民和剂局方》

斑龙百补丸

【组成】鹿角（镑）二十两，黄柏（炒）、生地（酒洗，煎）各四两，鹿角霜二十两，怀山药（炒）、知母（盐水炒）、黄芪（炙）、山茱萸各四两，五味子一两，党参五两，茯苓、芡实各四两，以上为第一宗。鹿角（镑）三十两，黄柏（制）八两，枸杞子、熟地、菟丝子、金樱子（去毛子）各四两，怀牛膝（酒洗）三两，天冬、麦冬、楮实子各二两，龙眼肉一两，以上为第二宗。

【用法】第一宗研为细粉，第二宗煎膏，将膏和入药粉内，炼蜜为丸，如梧桐子大，每服五钱，食前淡盐汤送下，并可用煮熟莲子肉，或晒干枣子数枚同服。

【功效】生精补血，强健筋骨。

【主治】精虚血弱，身体羸瘦，腰膝无力，久服聪耳明目，黑髭须。

【来源】《全国中药成药处方集》

鸡肝散

【组成】胡黄连二钱，芙蓉叶五钱，肉果（煨）一钱，白雷丸二钱，夜明砂一钱五分，石决明（煅）三钱，使君子肉二钱，鸡肝一具。

【用法】先用酒酿1杯，将鸡肝打烂；另将其余药物研成细末；两者拌和后晒干，再研成细末。每服二至三钱，日服2次，开水送下。

【功效】养肝清热，除疳明目。

【主治】小儿疳积，腹大泄泻，面黄肌瘦，目珠生翳，久而成盲。

【来源】《胡庆余堂丸散膏丹全集》

七宝散

【组成】琥珀、珍珠各三钱，硼砂五分，珊瑚一钱五分，朱砂、硇砂各五分，玉屑一钱，蕤仁三十粒，片脑、麝香各一分。

【用法】前七味俱研极细面，再入麝香，片脑，蕤仁三味，共研，熟官绢筛过，密贮罐内，临卧时，以铜簪挑一米粒大许，点于翳膜处。

【功效】退翳明目。

【主治】目生翳膜。

【来源】《银海精微》

马应龙眼药

【组成】煅炉甘石九十两，麝香、琥珀各一两五钱，炙珍珠一两八钱。

【用法】为细末；膏剂每四两药粉加凡士林油十六两。粉剂用玻璃针沾凉开水，沾药粉少许，点于眼角；膏剂每次少许挤于大眼角，每日三次。

【功效】明目止痛，退蒙化翳。

【主治】眼红肿刺痒，气蒙、火蒙、云翳，胬肉攀睛，迎风流泪，暴发火眼，眼边赤烂。

【来源】《北京市中药成方选集》

五胆膏

【组成】猪胆汁、黄牛胆汁、羊胆汁、鲤鱼胆汁各二钱五分，

白蜜二两，胡黄连（研末）、青皮（研末）、川黄连（研末）、熊胆各二钱五分。

【用法】将诸药末与蜜并胆汁和匀，入磁瓶内，以细纸封头牢系，坐饭甑中蒸，待饭熟为度，去火毒，取少许，化开点眼。

【功效】清热润燥明目。

【主治】眼目干涩昏花。

【来源】《医宗金鉴》

白敬宇眼药

【组成】珍珠（豆腐炙）五钱，麝香二钱五分，熊胆二两，冰片十六两二钱，硇砂一钱，煅炉甘石十六两五钱，煅石决明十两，海螵蛸（去壳）九两四钱五分。

【用法】共研为极细粉，过罗，混合均匀，装瓶重一分三厘；膏剂：加凡士林油六百四十两，液体石蜡六十四两，混合均匀后装瓶管，每管重四分，点大眼角内，每日二至三次。

【功效】明目消肿，散风止痒。

【主治】暴发火眼，角膜赤红，眼边刺痒，溃烂肿痛。

【来源】《北京市中药成方选集》

瓜子眼药

【组成】炉甘石（用黄连一两，熬水过滤，浸煅甘石，飞净，去渣晒干，每甘石粉十两兑）一斤，冰片一两，麝香二分，熊胆（化水）二钱。

【用法】以上研极细末，和匀，用荸荠六两拧汁，和冰糖二两，化水作成瓜子式，每个重一分，以药蘸凉水点眼角。

【功用】消炎明目，退翳。

【主治】暴发火眼，气蒙昏花，红肿痛痒，流泪怕光，外障云翳，眼边赤烂。

【来源】《全国中药成方选集》

光明拨云锭子

【组成】炉甘石末（一斤煅过，用黄连半斤，水二碗，煎五七沸，淬七次，取净末）二两，硼砂一两，冰片、珍珠、乳香、没药各一钱，乌贼骨二钱，麝香二分，血竭三钱，黄连半斤，龙胆草、当归、芍药、大黄、黄柏、黄芩、川芎、生地黄、白芷、防风、木贼、薄荷、羌活、红花、菊花各等份。

【用法】前九味研极细，后十六味，水浸三日，煎成膏，合前药末捏成锭，净水磨化点眼。

【功效】清热泻火，退翳明目。

【主治】一切眼疾。

【来源】《丹溪心法附余》

克明亮眼药

【组成】牛黄一钱五分，珊瑚、玛瑙各二钱五分，蕤仁霜五钱，熊胆三钱，冰片五两，珍珠五钱，海螵蛸三钱五分，麝香一钱五分，黄连一两五钱，甘石粉五两。

【用法】共研极细面，用点眼器沾冷开水，沾药少许点眼内，闭目休息，每日点二三次。

【功效】清热凉血，消肿明目。

【主治】眼目赤肿，红丝缠结。

【来源】《全国中药成方选集》

吹云膏

【组成】细辛一分，升麻、蕤仁各三分，青皮、连翘、防风各四分，柴胡五分，生甘草、当归身各六分，荆芥穗（微取浓汁）一钱，生地黄一钱五分，拣黄连三钱。

【用法】㕮咀，除连翘外，用澄清净水二碗，先熬余药至半碗，入连翘同熬至一大盏许，去渣，入银石器内，文武火煎至滴入水成珠，不散为度，入炼去沫熟蜜少许，熬匀存贮，点眼。

【功效】散风清热，明目去翳。

【主治】眼目流泪，或迎风寒泣，羞明怕光，常欲闭目，以及翳膜日久遮睛者。

【来源】《兰室秘藏》

青金散

【组成】龙脑，青黛，薄荷叶，盆硝各一钱，乳香一字。

【用法】上为细末，每用半字，鼻内嗃。

【功效】清脑明目。

【主治】风热上攻，目睛疼痛。

【来源】《御药院方》

明目黄连膏

【组成】黄连八两，黄柏一斤，防风四两，菊花二两，当归八两，甘草八两，生地一斤，姜黄四两。

【用法】上药共煎去渣浓缩，每二两浓汁加蜜五两，冰片五分，用簪蘸取少许，点眼角。忌刺激性食物。

【功效】疏风清热，明目止痛。

【主治】暴发火眼，红肿痛痒，流泪怕光，眼边红烂。

【来源】《全国中药成方选集》

春雪膏

【组成】龙脑（研）二钱半，蕤仁（去皮、壳，压去油）二两。

【用法】用生蜜六两重，将龙脑，蕤仁同搜和，每用铜箸子或金银钗股，大小眦时复少许点之，若连眶赤烂，以油纸涂药贴之。

【功效】清热祛风，明目退翳。

【主治】肝经不足，内受风热，上攻眼目，红肿痒痛，隐涩难开，眼目昏暗，怕光羞明，不能远视，眼前黑花，迎风流泪。

【来源】《太平惠民和剂局方》

琼液膏

【组成】熊胆、牛黄、硼砂、蕤仁（去壳皮，净肉）、黄连各一钱，冰片五分，蜂蜜一两。

【用法】先将熊胆，牛黄，蕤仁，黄连用水二大碗于砂锅内熬至半碗，滤去渣，入蜂蜜以文武火熬至紫色，蘸起牵丝为度，取出入硼砂，冰片细末和匀，放瓷罐内封固，埋土中七日，出火气，每用少许，点目内，闭目片刻，日二至三次。

【功用】清解热毒，明目去障。

【主治】云翳火蒙，迎风流泪，外障等久病难疗之症。

【来源】《审视瑶函》

磨翳散

【组成】生炉甘石三钱，蓬砂二钱，黄连一钱，人指甲（锅焙脆，无翳者不用）五分。

【用法】上药先将黄连捣碎，泡碗内，冷时两三日，热时一日，将泡黄连水过罗，约得清水半茶盅，再将余三味捣细，和黄连水入药钵中研之，如研前药之法，以极细为度。研好连水带药，用大盘盛之。白日置阴处晾之，夜则露之，若冬日微晒亦可，若有风尘时，盖以薄纸。俟干，贮瓶中，勿透气。用时凉水调和，点眼上，日三四次。若有目翳，人乳调和点之。若目翳大而厚者，不可用黄连水研药，宜用蝉蜕（带全足，去翅、土）一钱，煎水研之。

【功效】清热消肿，明目退翳。

【主治】目睛胀疼，或微生云翳，或赤脉络目，或目眦溃烂，或偶因有火视物不真。

【来源】《医学衷中参西录》

青蒿花

【组成】青蒿花（五月五日采，阴干）。

【用法】上捣细罗为散，每空心以井华水调下二钱。若能久服，目明，可夜看书。

【功效】清热明目。

【主治】治五脏积热冲眼，干涩难开。

【来源】《太平圣惠方》

神仙服天门冬法方

【组成】天门冬二斤，熟干地黄一斤。

【用法】上件药，捣罗为末，炼蜜和丸，如弹子大，每服三丸，以温酒化破服之，日三服。忌食鲤鱼。

【功效】延年益寿，明目须发。

【主治】身份虚弱，目暗发白。

【来源】《太平圣惠方》

神仙服茯苓法方

【组成】白茯苓（锉，水煮一日）三十六斤，松脂（炼成者）二十四斤，松子仁十二斤。

【用法】上件药，捣罗为末，以白蜜二硕四升，纳铜器釜中，微火煎之，一日一夜。次第下药，搅令相得，微火养之，七日七夜止，可丸即丸如樱桃大。食前酒服七丸，日三服。若欲绝谷，顿服取饱，即不饥。忌食米醋物。

【功效】轻身明目，延年益寿。

【主治】眼目昏暗。

【来源】《太平圣惠方》

神仙服菊花法方

【组成】菊花。

【用法】春三月甲寅日，日出时采叶。夏三月丙寅日，日出时采茎。秋三月庚寅日，日晡时采花。冬三月壬寅日，日暮时采根。其叶名更生，茎名固盈，花名月精，根名长生。又常十月戊寅日，平旦时采精者，菊实也。即采得已上，皆令阴干，拣择令净。取三分为一剂，春更加长生半两，固盈半两，月精半两，更生半两，以成日捣罗为末，破日炼蜜和丸，如梧桐子大，每日平旦以水下三七丸，日暮再服。

【功效】除病，轻身明目，益力增寿。

【主治】目赤肿痛，眼目昏花。

【来源】《太平圣惠方》

神仙驻颜延年方

【组成】枳实，熟干地黄，甘菊花，天门冬（去心，焙）以上各二斤。

【用法】上件药，捣细罗为散，每服三钱。空心，以温酒下，日再服之。

【功效】轻身明目，悦泽颜色。

【主治】眼目昏花。

【来源】《太平圣惠方》

枸杞煎

【组成】枸杞根（切，净洗漉干）三斗，生地黄汁二升，鹿髓一升，枣膏半升。

【用法】上先将枸杞根，以水五斗，煎取一斗，去滓澄清，纳铜锅中，煮取汁三升，纳地黄汁，鹿髓，枣膏，以慢火煎如稀饴，每服半匙，温酒调服，日三服。

【功效】填骨髓，补虚劳，益颜色；久服延年，老者返少，身轻目明。

【主治】眼目昏花。

【来源】《太平圣惠方》

应真丸方

【组成】琥珀（研）、预知子、远志（去心）、人参、白茯苓（去黑皮）、白术、菖蒲各二两，桂（去粗皮）一两。

【用法】上八味，为细末，炼蜜丸如梧桐子大，每服二十丸，食前温酒下。

【功效】安镇魂魄，令人神清气爽，目明耳聪，强记预知。

【主治】心气虚证，眼目昏花。

【来源】《圣济总录》

都梁丸

【组成】香白芷（大块者，以沸汤泡洗）。

【用法】上为末，炼蜜和丸如弹子大。每服一丸，多用荆芥点腊茶细嚼下，食后。常服，诸无所忌，只干咽嚼亦可。

【功效】祛风散寒，活血通络。

【主治】诸风眩晕，妇人产前、产后，乍伤风邪，头目昏重，及血风头痛，服之令人目明。凡沐浴后服一二，并甚佳。暴寒乍暖，神思不清，头目昏晕，并宜服之。

【来源】《世医得效方》

神仙驻颜延年方

【组成】枳实，熟干地黄，甘菊花，天门冬（去心，焙）各三斤。

【用法】上捣细罗为散每服三钱，空心以温酒下，日再服之。

【功效】身轻目明。百日颜色悦泽如十五时人。

【主治】眼目昏花。

【来源】《普济方》

真人明目丸

【组成】熟地黄，生地黄，川椒（去目及闭口者，微炒）各等份。

【用法】上为末，炼蜜为丸，如梧桐子大。每服五十丸，空心盐米饮吞下。

【功效】明目。

【主治】肾水虚竭，肝有风热，目昏多泪。

【来源】《成方切用》

黄连解毒汤

【组成】黄连三两，黄芩、黄柏各二两，栀子（擘）十四枚。

【用法】上四味，切，以水六升，煮取二升，分二服。

【功效】直解热毒，除酷热。

【主治】凡大热盛，烦呕呻吟，错语不得眠皆佳。

【来源】《方剂辞典》

辟谷仙丹

【组成】熟地（九蒸九晒）一斤，天冬（去心）二斤。

【用法】为末，蜜丸，弹子大，晒干。每服二三丸，温酒化下，日服三次。

【功效】轻身明目。

【主治】目病。

【来源】《惠直堂经验方》

正禅方

【组成】春桑耳，夏桑子，秋桑叶。

【用法】上三味，等分捣筛。以水一斗煮小豆一升，令大熟，以桑末一升和煮微沸，著盐豉服之，日三服，饱服无妨。三日外稍去小豆。

【功效】轻身明目。

【主治】目病。

【来源】《千金翼方》

服松脂法

【组成】白松脂（即今之松香）一斤，桑灰汁一石。

【用法】先将灰汁一斗，煮松脂半干，将浮白好脂攎入冷水，候凝，复以灰汁一斗煮之。又取如上，两人将脂团圆扯长数十遍，又以灰汁一斗煮之，以十度煮完，遂成白脂。研细为末，每服一匙，以酒或粥饮调下，空心、近午、临卧日三服。

【功效】延年益寿，明目。

【主治】眼目昏暗。

【来源】《济阳纲目》

小还丹

【组成】皂角刺（酒拌，经大火蒸半日，取出晒干）三斤，白鹅毛（微火炒）一只，苦参（酒浸一日夜，打去皮）半斤。

【用法】上为末，用大黄煎酒，打糊丸，桐子大。每服三十丸，酒下。

【功效】生须发，润肌肤，明眼目。

【主治】癞风、眼烂昏花、眉发脱落、鼻梁崩倒、肌肤疮癣、秽破臭恶、瘫烂势危不救者可用。

【来源】《解围元薮》

瑞竹四神丸

【组成】甘州枸杞子（拣色赤滋润者，用酒一杯润之，分作四份，一份同川椒一两炒，一份同小茴香一两炒，一份同芝麻一合炒，一份用盐炒，将川椒等筛拣去不用）一斤，熟地黄四两，白茯苓三两，甘菊花二两。

【用法】共为细末，炼蜜为丸，如梧子大。每服五七十丸，空心温酒送下。或加甘菊花一两。

【功效】补益虚损。

【主治】肾经虚损，眼目昏花，及云翳遮睛。

【来源】《一草亭目科全书》

回春乌龙丸

【组成】乌龙（一付全用。即乌犬骨，连头至尾脊骨一条，不用水洗，用黄酒浸一宿，用硼砂五钱，和奶酥油搽骨上，火炙黄色为度，秤骨。犬须一周年者佳，如犬走去阳者不效。若一犬不足，用二犬骨，务秤足分两）二十四两，胡桃仁（去皮，炒黄）五钱，巴戟（酒浸，去骨）一两，石莲子（去壳）一两，枣仁（炒）一两，远志（甘草水浸，酒炒）一两，肉苁蓉（酒洗，去鳞甲）三两，石斛（要金钗者）二两，桑寄生二两，大茴香（酒炒）一两，破故纸（酒炒）二两，石菖蒲一两，芡实（炒）一两，莲须一两，鹿茸（炙酥）一对。

【用法】上药共末，用黄酒打糊为丸，桐子大。每服空腹，酒下。

【功效】服之体健身轻，耳聪目明，乌须黑发，齿落更生，阳事强壮，丹田如火，百病消除。

【主治】虚证，眼目昏暗。

【来源】《寿世传真》

参术膏

【组成】白术，人参各500克。

【用法】白术，人参加流水5碗浸一夜，桑柴文武火煎取浓汁熬膏，入蜜收之，每以白汤点服。

【功效】健脾益气，除湿消肿。

【主治】脾胃虚弱元气不足之胞睑虚浮（眼袋）。

【来源】《中医实习医生手册美容科》

补真丸方

【组成】茴香子（炒）、陈橘皮（汤浸，去白，焙）、蜀椒（去目并闭口者，炒出汗，取红）各等份，附子（炮裂，去皮脐）、巴戟天（去心）、青橘皮（汤浸，去白，焙）、补骨脂（炒）、青盐（研）、牛膝（去苗，酒浸1宿，切，焙干）各减半。

【用法】上为细末，用羊肾一对，去筋膜，细切，于沙盆内研令极细，入酒半升煮成糊，为丸如梧桐子大。

【功效】补元气，壮筋骨，明目驻颜。

【主治】眼目昏暗及日常保健。

【来源】《圣济总录》

明目延龄丸

【组成】桑叶、甘菊、生地、生牡蛎、女贞子各二钱，羚羊角尖（剉细为末）一钱五分，生杭芍一钱五分，炒枳壳一钱五分，密蒙花一钱五分，泽泻一钱。

【用法】共为细末，炼蜜为丸，如绿豆大。每次服6克，白开水送下。

【功效】清热疏风，平肝明目。

【主治】肝热目暗。

【来源】《慈禧光绪医方选议》

经验方1

【组成】鹿角胶（捣碎作四分于铜器中熬令色黄）二斤，生地

黄（取汁）一斤，紫苏子（以酒一升研滤取汁）二斤，生姜（汁）一斤，毛牛酥一升，蜜三斤。

【用法】上先煎地黄汁，生姜汁，等二十余沸。次下酥蜜。又煎三五沸，次以蜜并胶末下之。搅令相得，胶消尽，煎即成矣。以器盛之。空心，酒调二合服之，日再。

【功效】补五脏，益心力，实骨髓，生肌肉，理风补虚，聪耳明目，理腰脚。

【主治】五劳七伤，虚羸不足，面目黧黑，手足疼痛，久立腰疼，起则目眩，腹中悬急，内有绝伤，外引四肢。

【来源】《普济方》

经验方2

【组成】白羊头蹄（净治以草火烧令黄爁再取出洗净去脑孔）一具，胡椒、荜茇、干姜各一两，葱白一斤，豉二升。

【用法】上先以水煮头及蹄，半熟即纳药，煮令极烂，去药，冷暖任性食之，日一具。七日凡七具。忌生冷酸滑，五辛陈臭等物。

【功效】久服强力壮气，轻身明目，补填精髓，润泽颜色。

【主治】男子五劳七伤。久虚积冷，腰胯疼痛，行履无力，脾胃不调，或时泄泻，肾气乏弱，梦泄盗汗，终日恍惚，情常不乐，风温外伤，阳道衰绝，眼目昏暗。

【来源】《普济方》

经验方3

【组成】七岁以下五岁以上黄牛乳一升。

【用法】取水一升，煎取一升，如人饥稍稍饮，不得多，十日服不住，佳。

【功效】明目。

【主治】眼目昏暗。

【来源】《普济方》

经验方4

【组成】萆薢、木香各半两，诃黎勒（煨，用皮）一两半，肉豆蔻（去壳）、槟榔各一两，白术、干姜（炮制剉）、阿魏（面裹煨以面熟为度）、陈橘皮（汤浸去白瓤焙）各半两，厚朴（去粗皮涂生姜汁炙令香熟）一两，人参（去芦头）、桂心、胡椒、甘草（微去剉）各半两。

【用法】上为末，炼蜜和捣三二百杵，丸如梧桐子大，每服空心及晚食前，以暖酒下三十丸。

【功效】通利五脏，明目去冷。

【主治】冷劳羸瘦，手足挛急，目暗耳聋，腹胀泻痢，不能纳食，食物无味，面黄力弱，积年伤风痼疾，癖积气块，一切劳病，妇人血赤白下，子宫冷，五种膈，冷膈、热膈、气膈、思膈、忧膈，无力多肿。

【来源】《普济方》

经验方5

【组成】白术、牡蛎（烧）各四两，苦参三两。

【用法】上为细末，以猪肚一个，煮熟研成膏，和丸，如梧子大，每服三四十丸，米饮下，日三四服，神效，瘦者服即肥。

【功效】明目。

【主治】眼目昏暗。

【来源】《普济方》

经验方6

【组成】天雄（生用研剉）四两，防风（生）二两，紧黑小豆（净生）二两，汉椒四两，附子（生）四两，草乌头（生）四两，牛膝二两，天麻二两（以上八味，以无灰酒一斗，在银锅内煨火，不得令大沸，酒浸为度，焙令干），沉香、丁香、木香、羌活、干姜各一两，官桂（去皮）一两，肉苁蓉（酒浸去土炙熟）三两，紫巴戟（去心）二两。

【用法】上为细末，炼蜜丸如梧桐子大，每日空心，温酒下二十丸，加至三十丸。

【功效】明目暖气。

【主治】大人小儿小肠气盘肠气，偏坠阴肿，小肠有形如卵，上下痛不可忍，或绞结绕脐，呕吐闷乱，眼目昏暗。

【来源】《普济方》

经验方7

【组成】川乌（炒）半两，苍术（米泔水浸）三两，茴香一两，山药一两，金铃子（去皮核肉炒）四两，萆薢五钱，青盐、破故纸各一两。

【用法】上为末，酒糊为丸，如梧桐子大，每服三十丸，温酒送，干物压之，此药行四方皆可服水土。

【功效】防山岚瘴气，祛风湿，避寒暑，进饮食，厚肠胃，令人长肥，有精神，治浑身走注痛，和血脉，治冷积，去寒疝气，小肠疼，添精补髓血，驻颜壮筋骨，轻身健体，明目暖水脏，行如风，语如钟，百病不生，黑发鬓。

【主治】眼目昏暗。

【来源】《普济方》

经验方8

【组成】猪肝（细切去筋膜）一具，葱白（去须切）一握，鸡子三枚。

【用法】上以豉汁中作羹，临熟。打破鸡子，投在内食之。

【功效】补中明目，利小便。

【主治】治眼痛。

【来源】《普济方》

经验方9

【组成】葱子半升。

【用法】炒熟，捣细罗为散，每服一匙，以水二盏，煎取一盏，去滓，下米煮粥食之。

【功效】明目除邪气，利大肠，去寒。

【主治】治青盲白翳。

【来源】《普济方》

经验方10

【组成】马齿实一斤。

【用法】捣为末，每服一匙，煮葱豉粥，和搅食之，马齿菜作羹粥吃。

【功效】明目。

【主治】肝虚目暗。

【来源】《普济方》

经验方11

【组成】乌鸡肝一具。

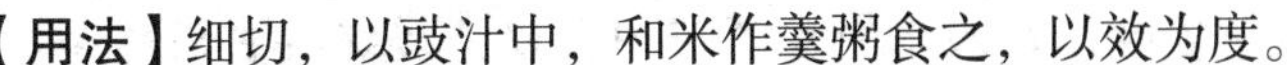

【用法】细切，以豉汁中，和米作羹粥食之，以效为度。

【功效】明目。

【主治】目暗青盲。

【来源】《普济方》

经验方12

【组成】黄芪、通草各二斤，茯苓，桑根白皮、干姜、干葛各一斤，鼠粘根（湿加二斤）二斤，枸杞根（洗）、生干地黄、忍冬（十二月采枝茎并叶阴干湿加五两）、薏苡仁各十一两，菝葜八两，麦门冬（去心）、葳蕤各五两。

【用法】上并拣择取州土坚实上者，刮削如法，然后秤大斤两，各各别捣，以马尾罗子筛之，不用细搅，令匀调重筛，务令相入，不令偏并，别取黄柏皮楮白皮根，相兼细切者，取浓汁，和搜令硬软得所，更于臼中捣，别作一竹卷子，围阔二寸半，二分以下，随时斟量大小厚薄作之，此亦无定，用手依摸捻作饼子，中心穿孔，日曝干。百余饼为一串，即以葛蔓为绳贯之，竹篾亦可，挂之通风阴处妙。若须煮用，炭火上炙令香熟勿令焦，臼中捣末，任随时取足，煎以代茶，大都浓薄量之，着少盐煮之，频捣之即滑美，着盐橘皮、荜茇、亦佳。

【功效】除风破气，理丹石，补腰脚，聪耳明目，坚肌长肉，暖筋骨，通腠理。

【主治】头脑闭闷，眼睛疼痛，心虚脚弱，不能行步。

【来源】《普济方》

经验方13

【组成】白茯苓（去黑皮，剉碎，水浸四十九日，七日一易水，日足蒸一复时，却入水中安罗子内，以手缓缓挼去筋脉令净，澄取曝干），柏叶（依四时五方采嫩枝上者蒸令黄色，勿采道旁冢墓上者），车前子、粳米（炒）、大麻子（出浸一宿曝干炒闻一两声即出之以净砖两口磨取之）、大黄豆（炒令焦）、蔓菁子（水煮一复时曝干）、地骨皮（去粗皮）各一升，人参、地肤皮（蒸半炊久曝干）各二升，黍米（炒）、麦门冬（去心焙）、茯神（去木）各一升。

【用法】上捣罗一十二味为末，唯麦门冬麻子仁熟捣极细，即和诸药令匀，炼蜜六十两，绵滤净器中，令温和搜诸药，更捣万杵，丸如小酸枣大，盛净器中，其药永不坏，若明朝欲服，隔夜须先服黍米粥一杯，次日平旦服五十丸，温清酒，或粥饮下，日再。

【功效】耳目聪明，补精髓，安魂魄，调荣卫，去尸虫，通神明，耐寒暑。

【主治】大风诸气，眼目昏暗。

【来源】《普济方》

经验方14

【组成】桃花（三月三日采），蒺藜花（七月七日采），甘菊花（九月九日采），枸杞叶（春采），枸杞花（夏采），枸杞子（秋采），枸杞根（冬采）各等份。

【用法】上并阴干，捣细罗为末，每服二钱，以水调下，日三服，百日自知其效，二百日力加百倍。

【功效】通神强记，助筋骨，益肌肤，长精神明目。

【主治】心腹冷气不能食，腰脚冷，挛痹不能行，丈夫虚劳，老人失溺无子，益阳道，眼目昏暗。

【来源】《太平圣惠方》

经验方15

【组成】丹砂（研水飞过），白蜡各一斤。

【用法】上先细切白蜡，铜器煮清酒令沸，投蜡于酒中，候蜡消，置器于冷水中，蜡凝，复将丹砂末投于酒蜡中，拌和令匀，再置于铜器中，用柳木篦子，不住手搅，勿令猛大，候煎成膏，取出放于不津瓷器中，可丸即丸如梧桐子大，每服十丸，温水下，每一服得三七日不饥，又一服一月不饥，再一服得一百日不饥，从此三服以后。每百日一服，如服药后觉渴，饮冷水一盏，服至周岁以外，自觉身轻体健，延年不老，即不饥矣，如欲饮食之时，先煮淡葵菜吃一次，然后每日依常饮食无碍。

【功效】轻身明目，发白更黑，齿落重生。

【主治】眼目昏暗。

【来源】《普济方》

经验方16

【组成】白茯苓（剉，水煮一日）三十六斤，松子仁十二斤，松脂（炼成者）二十四斤。

【用法】上捣罗为末，以白蜜二石四升，纳铜器釜中，微火煎之，一日一夜，次第下药，搅令相得，微火养之。七日七夜止，可丸即丸如樱桃大，食前酒服七丸，日三服。若欲绝谷，顿服取饱，即不饥。

【功效】延年轻身，明目。

【主治】眼目昏暗。

【来源】《普济方》

经验方17

【组成】硝石，水银，雄黄，朱砂，硫黄（与水银结作砂子）各一两，金箔一百片。

【用法】上同研令匀，取一瓷瓶子，盐泥固济，待干，入药于瓶子内，其瓶盖钻一窍如半钱孔大，盖瓶口讫，仍内煻灰中煨之，不得便令火大，恐药飞走，专候窍中阴气尽，以泥盐固塞其窍，以火半斤，养三日满，即用火一斤，烧一七日，候冷取出于土坑中，出火毒三日后，细研，以枣肉和丸，如麻子大。每服空心以酒下三丸，神效，忌羊血。

【功效】补暖下元，强筋骨，聪耳明目，保神益气，祛风，利腰脚。

【主治】眼目昏暗。

【来源】《普济方》

经验方18

【组成】朱砂（五两）（一方用枸杞叶二十片）。

【用法】于底内铺枸杞根皮末一钱，又注蜜半两，蜜上铺金箔五片，方入朱砂，上又盖金箔，上又注蜜半两，蜜上盖枸杞根皮末三钱许，多亦不妨，按令实，蜜和赤石脂末固盒子缝，务要严密，次用盐纸泥固济盒子一指厚，放干，置平地上，用醋拌细灰拥合拍作冢子，用炭一秤簇起，发顶火煅之，候火尽，经宿取出盒，去泥开盒，其朱砂如铁色，又在黄土内埋一宿，出了火毒，研令极细，用枣肉或糯米煮糊和丸，每两作四十粒，阴干，每服一二粒至三粒，空心热水下。

【功效】降气明目，补骨髓。

【主治】眼目昏暗。

【来源】《普济方》

经验方19

【组成】**老硫黄、花椒各二两，诃子七十二个。**

【用法】各以生绢夹袋子盛，麻线系口如法，每用酒一斗，浸十日为度，硫黄永不换，椒一季一换，诃子七十二日一换，如服一升，却入好酒一升，如服半升，却入好酒半升，服至经年，发鬓再黑，暖水脏明目，皮肉红润，康健延年，久服无毒，自然减棉衣，合时忌鸡犬妇人见，每晨朝服一盏，临卧再服。

【功效】温经明目。

【主治】眼目昏暗。

【来源】《普济方》

经验方20

【组成】**枸杞子三升，生地黄汁三升，杏仁（去皮尖、双仁，研膏）一斤，麦门冬汁半升，人参末三两，白茯苓末三两。**

【用法】上以前四味，入银锅内，以慢火煎如稀饧，纳参、苓末搅匀，又以慢火煎，候如膏，滴水不动即成。每服一枣大，酒和服之。日二服。

【功效】通神明，安五脏，延年不老，填骨髓，补虚劳，益颜色。

【主治】主妇人无子冷病，眼目昏暗。

【来源】《普济方》

经验方21

【组成】**枸杞根（洗刮去苗土，细切三斗，勿令冢墓上者，以**

水七斗，煮取二斗）。

【用法】上相和入银锅内，以文火煎如稀饧，用瓷器密封盖，每日空心以酒调半匙服之，晚再服亦善。

【功效】明目驻颜，壮元气，润肌肤。

【主治】眼目昏暗。

【来源】《普济方》

经验方22

【组成】酥末肥术二石。

【用法】以水刷去黑皮，曝干，木臼中捣碎，即于瓶中薄铺白茅，茅上施布，即下术以布掩之，以盒蒸一炊时，取下，入盆以汤拌湿润，再入瓶蒸一炊久，便入酒槽中，压令汁尽，其汁入银锅以重汤煮，不住搅之，时取少许，看硬软如常酥即成，贮于不津器中，不计时候，以温酒调枣许大服之，甚良。忌桃李雀肉。

【功效】轻身明目，除百病。

【主治】眼目昏暗。

【来源】《普济方》

经验方23

【组成】苍术（去皮）四十八斤，枣（去核）二斗四升，干姜（炮）二十两，甘草（炒）十四斤，盐（炒）二十三斤，杏仁（去皮尖，麸炒，别捣）二斤。

【用法】上为细末，入杏仁和匀，每服一钱，沸汤点服。

【功效】延年明目驻颜。

【主治】眼目昏暗。

【来源】《普济方》

经验方24

【组成】黄芩（去腐）三两，黄连五两，人参二两，枳壳（炒，去穰）、大黄各二两半，生地黄（新者，洗，水浸研如泥）十两。

【用法】上除地黄煎外，并为细末，再和地黄煎和捣，入炼蜜丸如豌豆大，每服五七十丸，食后温水下，素有热之人，日服百余丸，不发疮疡，年高气弱之人，亦以常服。

【功效】清利胸膈明目。

【主治】脏腑积热。发为肿毒、时疫、胳瘩，头面洪肿，咽喉堵塞，水药不下。眼目昏暗。

【来源】《普济方》

经验方25

【组成】蜣螂七枚。

【用法】夜飞扑落者尤妙，入瓷盒子，固济，文火煅存性为末，先以温水洗之，用药末烧熏毕，复以药末糁之，用薄纸贴上，一方捣为丸塞下部，虫出瘥，用驴肉一块煮熟捣烂，去脂膜，肥皂角八个去黑皮，焙干为末，以平胃散末五钱，米汤打糊为丸如桐子大，每服四五十丸，空心米汤下。

【功效】清热解毒。

【主治】野鸡痔，下血肠风，目暗。

【来源】《普济方》

经验方26

【组成】当归（去芦酒浸）、泽兰叶、琥珀（别研）、羚羊角（镑，别研）、牡丹皮（去木）、防风（去芦）各一两，麝香（别研）半钱，安息香（酒煮去沙）、生地黄、赤芍药各一两半，铁粉，橘红各半两。

【用法】上为末，炼蜜丸，如梧桐子大，每服七十丸，空心食前温酒或米饮下。

【功效】安心定志，聪耳明目，通脏腑。

【主治】眼目昏暗。

【来源】《普济方》

经验方27

【组成】肉豆蔻仁（煨），附子（去皮脐，切，盐汤浸，焙，干燥），缩砂（炒，去皮）（各半两），木香一分，白术，芎䓖（各一两）。

【用法】上锉如麻豆，每服二钱，水一盏，生姜三片，煎至七分去滓，温服，不拘时。

【功效】消痰养胃，明目益津。

【主治】妊娠腹中绞痛，心下急痛，及疗产后血晕，气虚崩中，久痢，眼目昏暗。

【来源】《普济方》

二、外用方

通天散

【组成】赤芍药，川芎，黄连，黄芩，玄胡索，草乌头，当归，乳香（别研）各等份。

【用法】上为细末。以纸捻子蘸药，搐鼻。

【功效】通一切壅滞，明目。

【主治】偏正头疼，并夹脑风，眼目昏暗。

【来源】《黄帝素问宣明论方》

涂顶油方

【组成】生麻油二升，沉香半两，白檀香半两，木香半两，苏合香半两，蔓荆子半两，防风半两，余甘子半两，川朴硝一两半，甘松子一分，零陵香一分，丁香一分，白茅香一分，犀角屑一分，龙脑一分，空青三分，石膏三两，生铁三两，莲子草汁二升。

【用法】上件药，除汁药外，细剉，以干净棉花裹，于未沾水的铁器中盛，以前麻油，莲子草汁浸经七日后，取涂于头顶上。

【功效】养发补心，除顶热明目。

【主治】眼病。

【来源】《太平圣惠方》

大食国胡商灌顶油法

【组成】生油二斤，故铧铁五两，寒水石一两，马牙硝半两，曾青一两。

【用法】以绵裹，入油中浸一七日后，可用一钱，于顶上摩之；及滴少许入鼻中。

【功效】镇心明目。

【主治】脑中热毒风，除眼中障翳。

【来源】《太平圣惠方》

曾青膏方

【组成】曾青（细研）一两，决明子一两，蕤仁（汤浸去赤皮）一两，干姜（炮裂锉）一两，黄芩三分，车前子半两，黄连（去须）一两，黄柏（锉）三分，蜜。

【用法】上件药，捣碎，入蜜拌和，于铜器中盛，以油单密封，勿漏气，于五斗饭中蒸，米熟为度，以新绵绞取汁，如此二度，每度换棉，入铜瓶中盛，入曾青搅令匀，以腊纸封，七日方用，每点，以铜箸取药纳眦中，每日不限早晚点之。

【功效】消翳明目。

【主治】风内障，青盲，胎风赤烂。

【来源】《太平圣惠方》

明目龙脑膏方

【组成】龙脑半分，硇砂一大豆大，蕤仁（汤浸去赤皮）三颗，出子鸡子壳（以干砂土磨鸡子壳上面斑点令滑为度，去鸡子膜，膜用文火炙令干熟研如粉）一枚。

【用法】上件同研令细，用牛酥和，铜箸搅匀，以瓷瓶盛。日三四度，取少许点之。

【功效】明目。

【主治】眼生肤翳。

【来源】《太平圣惠方》

明目方

【组成】萤火虫七枚，白犬胆一枚。

【用法】上件药，阴干，捣细罗为散，每取如黍米点之。

【功效】明目。

【主治】劳伤肝气目暗。

【来源】《太平圣惠方》

青莲膏

【组成】莲子草（七月七日拣锉捣绞取汁一斗煎取）一升，生麻油一升，胡桐泪（绵裹）一两。

【用法】上三味，以水煎取一升二合，去胡桐泪，瓷器盛，七日后用，每夜以铜箸点鼻中，每孔三点，去枕仰头卧良久。

【功效】明目凉脑。

【主治】目赤肿痛。

【来源】《圣济总录》

点眼明目方

【组成】萤火虫21枚，鲤鱼胆2枚。

【用法】纳萤火虫于胆中，阴干，百日捣罗为末，每用少许点眼。

【功效】清肝明目。

【主治】劳伤肝气，目暗。

【来源】《太平圣惠方》

清目养阴洗眼方

【组成】甘菊三钱，霜桑叶三钱，薄荷一钱，羚羊尖一钱五分，生地三钱，夏枯草三钱。

【用法】水煎先熏后洗眼部。

【功效】清肝明目，养肝潜阳，明目。

【主治】目翳。

【来源】《慈禧光绪医方选议》

明目枕

【组成】荞麦皮，绿豆皮，黑豆皮，决明子，菊花。

【用法】研细末，拌匀，做成枕。

【功效】清肝明目，养肝潜阳，明目。

【主治】目暗。

【来源】《外治寿世方》

牛乳煮白石英

【组成】石英三大两（泽州者），牛乳一大升，水三大斗。

【用法】先下牛乳于铛中，即以生密绢两重作袋，盛石英，系头，以物悬下着乳中，即勿令袋着底，别以杖刻为记，然后下水，以炭火涓涓煎之，水尽，乳在，还至前杖刻之处即止。出石袋沥尽乳，以绵滤之，冷暖调适。每朝空腹细细服三二合。若患冷气，宜加八颗荜茇和煎之。

【功效】益气安神明目。

【主治】治风虚劳损，眼目昏暗。

【来源】《千金翼方》

安肾丸

【组成】川乌（面炒，去皮）、川萆薢、茴香（炒）、杜仲（醋浸，炒）、蜀椒（去目，炒）、当归、木瓜、柏子仁、菟丝子（酒浸）、熟地黄（酒浸）各三两，川楝子（去核）三两半，泽泻、远志（甘草煮，去核）、川巴戟（紫者，去心，酒浸）、牛膝（酒浸）、肉苁蓉（酒浸，炒）、胡芦巴（酒浸，炒）、山茱萸（去核，炒）、白茯苓（去皮）、蛇床子各二两，破故纸（炒）四两、苍术（米泔浸，去皮，茅山者佳）五两。

【用法】上为细末，酒糊为丸，如梧桐子大，每服五六十丸。空心、食前以盐汤下，温酒亦得，日进二服。

【功效】补肾填精，壮阳补虚损，暖腰膝，缩小便，涩精温

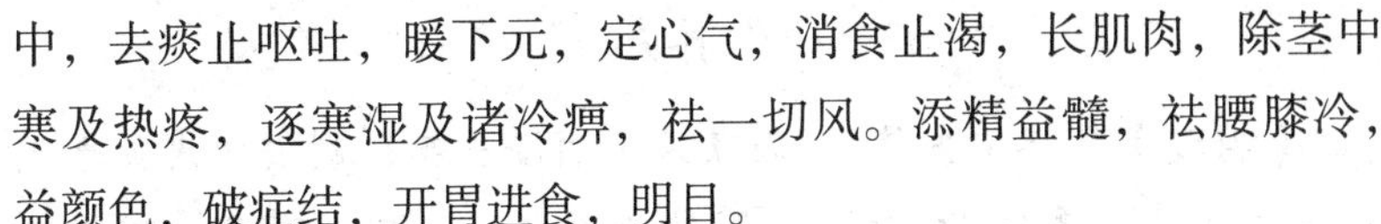

中，去痰止呕吐，暖下元，定心气，消食止渴，长肌肉，除茎中寒及热疼，逐寒湿及诸冷痹，祛一切风。添精益髓，祛腰膝冷，益颜色，破症结，开胃进食，明目。

【主治】男子诸风，五劳七伤，颜色枯朽，手足不遂，语言謇涩，口眼歪斜，筋脉挛急，腰脚疼痛，元脏虚冷，面色青黑，腹胁胀满，下痢泄精，夜梦鬼交，惊悸健忘，骨髓伤败，未老阳事不兴，胃冷精流，阴囊湿痒，膀胱疝气，小肠下部脾肾俱弱，症结痰饮，霍乱吐泻，转筋不止，胸膈逆气，不进饮食，眼目昏暗。

【来源】《普济方》

聚宝丹

【组成】白茯苓（去皮），山茱萸（去核），五味子，干山药，石莲肉，鸡头肉，金樱子，巴戟（去心），破故纸（炒），杜仲（去粗皮，炒断丝），牛膝（酒浸），熟地黄（酒浸，焙），石菖蒲，远志（去心），枸杞子（酒浸，焙），龙骨，楮实，茴香（炒），仙茅，肉苁蓉（酒浸湿，焙干），沉香各一两。

【用法】上为细末，枣肉为丸，如梧桐子大，每服五十丸，以朱砂为衣，空心，温酒或盐汤送下，如有气滞不顺，用木香调气散，入盐少许，汤调送下。

【功效】温中正气，祛风活血，逐寒除湿，填精益髓，强阴壮阳，聪耳明目，开心益智，暖胃化食，消痰宽中，杀九虫，通九窍，补五脏，秘精气，止梦遗，除咳嗽，养肌肤，治腰膝疼痛，轻身。

【主治】治五劳七伤，诸虚不足，眼目昏暗。

【来源】《瑞竹堂经验方》

牛膝丸

【组成】牛膝（去苗）、肉苁蓉（酒浸一宿，刮去粗皮炙干）、杜仲（去皮，炙微黄，锉）、菟丝子（酒浸一宿，曝干，别捣为末）、鹿茸（去毛酥，涂炙微黄）各二两，白芍药、远志（去心）、黄芪（锉）、续断、蛇床子、薯蓣、白茯苓、人参（去芦头），巴戟、柏子仁、桂心、五味子、石斛（去根，锉）各一两。

【用法】上为末，炼蜜和捣五七百杵，丸如梧桐子大，每日空腹及晚食前，以温酒下三十丸。

【功效】补肾益精，明目驻颜，轻身强记。

【主治】五劳七伤六极，小便数，阳气弱，腰脊疼痛，上焦虚热，恒多健忘，不能久立，眼目昏暗。

【来源】《太平圣惠方》

薯蓣丸

【组成】薯蓣二两，石斛（去根剉）、牛膝（去苗）、鹿茸（去毛酥，涂炙令微黄）、肉苁蓉（酒浸一宿，刮去粗皮炙干）、茯苓、五味子、续断、巴戟、附子（炮裂，去皮脐）、山茱萸、人参（去芦头）、桂心、泽泻、熟干地黄、杜仲（去粗皮，炙微黄色）、蛇床子、远志（去心）、覆盆子、菟丝子（酒浸三日，曝干，别捣为末）各一两。

【用法】上为末。炼蜜和捣三五百杵，制丸如梧桐子大。每日空心服，以温酒下，三十丸。

【功效】补虚。

【主治】治男子五劳七伤，久虚损，羸瘦，腰脚无力，颜色痿瘁，下元衰惫，脾胃气寒，饮食无味，诸虚不足，眼目昏暗。

【来源】《太平圣惠方》

第五节　聪　耳

各种原因导致的耳鸣、耳聋、听力下降等听力障碍可影响工作、生活和社会交往。聪耳就是使听觉灵敏或者改善听力下降、耳聋耳鸣的自觉症状。

一、内服方

搜风丸

【组成】人参、茯苓、天南星各半两，藿香叶一分，干生姜、白矾（生）各一两，蛤粉二两，寒水石一两，大黄、黄芩各一两，牵牛四两，薄荷叶半两，滑石四两，半夏四两。

【用法】上为末，滴水为丸，如小豆大，每服十丸，生姜汤下，加至二十丸，日三服。

【功效】清利头目，聪耳，宣通血气。

【主治】邪气上逆，以致上实下虚，风热上攻，眼目昏暗，耳鸣，鼻塞头痛眩晕，燥热上壅，痰逆涎嗽，心腹痞痛，大小便结滞。

【来源】《黄帝素问宣明论方》

玄石紫粉丹

【组成】磁石（好者）三斤。

【用法】上以炭火烧令赤，投一斗米醋中淬之，以醋尽为度，更烧，投一斗好酒中，以酒尽为度。有拆破者，一一收之细研，以水飞过，泣干，入瓶子中，以大火断令通赤，用盐花三两，同研令匀，于地上铺纸匀摊，以盆盖三日，出火毒，以蒸饼和丸，如梧桐子大。每日空心，以盐汤或酒下七丸，渐加至十丸。

【功效】补暖下元，强壮筋骨，聪耳明目，保神益气，祛风冷，利腰脚。

【主治】耳病。

【来源】《太平圣惠方》

丹砂丸

【组成】辰锦州上色朱砂（作小块子者）十两，春蜜三升，秋蜜三升。

【用法】上件药，用大竹一截，可三尺来，去却青皮一重，留底节，将砂入筒内，投蜜渍之，坐竹筒安大鼎内，架定，用水煮竹筒，以炭火慢煮，日夜专看伺之，蜜耗旋添蜜。自五月五日午时，日夜煮至七月七日住，取出，用暖水浴过，入一绛纱袋子，悬于一通油瓷瓶内，勿令着底及四边，以绳子系口，悬于一净井内，去水面五寸以来，不用汲着水，七日七夜满，取出，将砂于乳钵内研一千遍，建一高台，置乳钵于台上，朝太阳气，用纱笼罩却，免鸟雀粪，夜即朝太阴气，遇雨即收却，每日研一千遍，后即于台上置，至九月九日即止，用青州枣瓤和丸，如绿豆大，于瓷器中盛。每日空心面东，置一丸于舌上，以自然津液咽之。

【功效】安五脏，坚筋骨，驻颜容，久服聪耳明目，却老延年，充益肌肤，能耐寒暑。

【主治】耳病。

【来源】《太平圣惠方》

钟乳丸

【组成】钟乳粉三分，巴戟二两，牛膝（去苗）二两，甘菊花二两，石斛（去根，锉）二两，续断二两，防风（去芦头）二两，枸杞子二两，羌活二两，桂心二两，覆盆子二两，云母粉二两，熟干地黄三两，磁石（烧醋淬七遍，捣碎，细研，水飞过）三两。

【用法】上件药，捣罗为末，入钟乳磁石云母粉等，研令匀，炼蜜和捣三五百杵，丸如梧桐子大。每日空心，以温酒下三十丸。

【功效】补益脏腑，悦泽颜色，聪耳明目，轻身益力。

【主治】脏腑虚证，耳病。

【来源】《太平圣惠方》

肉苁蓉丸方

【组成】肉苁蓉（酒浸一宿，刮去皱皮，炙令干）二两，附子（炮裂，去皮脐）一两，巴戟一两，茴香子一两，石斛（去根，锉）一两，补骨脂一两，桂心一两，川椒（去目及闭口者，微炒去汗）三分，麋茸（去毛，涂酥炙微黄）一两，木香三分，牛膝（去苗）一两，五味子一两，泽泻一两，槟榔一两，丁香三分，黄芪（锉）三分，熟干地黄一两，人参（去芦头）三分，诃黎勒皮三分，山茱萸三分，白术三分，干姜（炮裂，锉）三分，朱砂（细研，水飞过）一两，麝香（细研）半两。

【用法】上件药，捣罗为末，都研令匀，炼蜜和捣一千杵，丸如梧桐子大。每日空心，以温酒下三十丸。

【功效】暖水脏，壮筋骨，益精气，利腰脚，聪耳明目，强志倍力，悦泽颜色，充益肌肤。

【主治】诸虚不足证，耳病。

【来源】《太平圣惠方》

排风汤

【组成】白鲜皮、当归（去芦，酒浸一宿）、肉桂（去粗皮）、芍药（白者）、杏仁（去皮，尖，麸炒）、甘草（炒）、防风（去芦）、芎䓖、白术各二两，独活（去芦）、麻黄（去根、节）、茯苓（去皮，白者）各三两。

【用法】上为粗末，每服三钱，水一盏半，入生姜四片，同煎至八分，去滓，温服，不计时候。

【功效】安心定志，聪耳明目，通脏腑诸风疾。

【主治】男子、妇人风虚冷湿，邪气入脏，狂言妄语，精神错乱，耳病。

【来源】《太平惠民和剂局方》

菟丝子丸

【组成】菟丝子（净洗，酒浸）、泽泻、鹿茸（去毛，酥炙）、石龙芮（去土）、肉桂（去粗皮）、附子（炮，去皮）各一两，石斛（去根）、熟干地黄、白茯苓（去皮）、牛膝（酒浸一宿，焙干）、续断、山茱萸、肉苁蓉（酒浸，切）各三分，五味子、桑螵蛸（酒浸，炒）、芎䓖、覆盆子（去枝、叶、萼）各半两。

【用法】上为细末，以酒煮面糊为丸，如梧桐子大。每服二十丸，温酒或盐汤下，空心服。如脚膝无力，木瓜汤下，晚食前再服。

【功效】填骨髓，续绝伤，补五脏，去万病，明视听，益颜色，轻身延年，聪耳明目。

【主治】肾气虚损，五劳七伤，少腹拘急，四肢酸疼，面色黧黑，唇口干燥，目暗耳鸣，心悸气短，夜梦惊恐，精神困倦，喜怒无常，悲忧不乐，饮食无味，举动乏力，心腹胀满，脚膝痿缓，房室不举，股内湿痒，水道涩痛，小便出血，时有余沥。

【来源】《太平惠民和剂局方》

龙脑鸡苏丸

【组成】柴胡（要真银州者，锉，同木通以沸汤大半升浸一二宿，绞汁后入膏）、木通（锉，同柴胡浸）、阿胶（炒微燥）、蒲黄（真者，微炒）、人参各二两，麦门冬（汤洗，去心，焙干）四两，黄芪（去芦）一两，鸡苏（净叶，即龙脑薄荷也）一斤，甘草（炙）一两半，生干地黄末（后入膏）六两。

【用法】除别研药后入外，上药并捣，罗为细末，将好蜜二斤先炼一二沸，然后下生干地黄末，不住手搅，时时入绞下前木通、柴胡汁，慢慢熬成膏，勿令焦，然后将其余药末同和为丸，如豌豆大。每服二十丸，嚼破热水下，不嚼亦得。

【功效】除烦解劳，消谷下气，散胸中郁热，主肺热咳嗽。除惊悸，凉上膈，解酒毒。常服聪耳明目，开心益智。

【主治】鼻衄吐血，血崩下血，血淋，热淋，劳淋，气淋，又治胃热口臭，肺热喉腥，脾疸口甜，胆疸口苦，耳鸣。

【来源】《太平惠民和剂局方》

覆盆子丸方

【组成】覆盆子（拣去梗萼，秤）三两半，巴戟天（穿心紫者，去心）、肉苁蓉（酒浸，去皴皮，片切，焙干）、远志（去心）、牛膝（酒浸一宿，焙干），五味子（洗净，焙干），续断各二两，山茱萸（去核，焙干秤）一两。

【用法】上八味，捣罗为末，炼蜜丸如梧桐子大，每服五十丸，空心温酒下，渐加至百丸，久服益验。

【功效】补肝益肾，平养心气，聪耳明目。

【来源】《圣济总录》

神仙一井金丸

【组成】牛膝（酒浸一宿，焙）三两，肉苁蓉（酒浸一宿，切，焙）三两，川椒（炒）、白附子（炮）、附子（炮，去皮脐），乌药、何首乌（同黑豆半升煮，豆熟为度，去豆不用）以上五味各二两，木鳖子（去壳）、萆薢（黑豆半斤同煮，豆熟为度，去豆不用）、舶上茴香、防风（去芦头）、白蒺藜（炒，去刺）、覆盆子、绵黄芪（蜜炙）、赤小豆、骨碎补（去毛）、金毛狗脊（去毛）、全蝎（去毒，微炒）、五味子、青矾（火飞，枯尽）、地龙（去土，炒）、天南星（炮）、羌活（去芦头），以上一十六味各一两。

【用法】上件为细末，酒煮面糊为丸，如梧桐子大。每服五十丸，煎五味子酒下，空心、食前、日午各一服。

【功效】补益真元，大壮腰脚。久服髭鬓不白，牙齿牢壮，美进饮食，明目聪耳，行步轻快。

【主治】肾阳虚衰所致体虚，须发早白，耳鸣耳聋。

【来源】《杨氏家藏方》

二至丸

【组成】鹿角（镑细，以真酥二两，无灰酒一升煮干，慢火炒令干）、苍耳（酒浸一宿，炒干）、麋角（镑细，以真酥二两，米醋一升煮干，慢火炒干）各半斤，当归（细切，酒浸一宿，焙干）五两，山药、白茯苓（去皮）、黄芪（蜜炙）各四两，人参（去芦头）、沉香、沙苑蒺藜（拣去土，净洗，焙干）、远志（去心）、肉苁蓉（酒浸一宿，切，焙干）各二两，附子（炮，去皮脐）一两。

【用法】上件为细末，用酒二升，糯米三合，煮烂和捣，丸如梧桐子大。每服五十丸至一百丸，温酒、盐汤任下，空心。

【功效】补虚损，生精血，去风湿，明目聪耳，强健腰脚，和悦阴阳，既济水火，久服百疾不生。

【主治】诸虚不足证，耳病。

【来源】《杨氏家藏方》

聚宝丹

【组成】白茯苓（去皮），山茱萸（去核），五味子，干山药，石莲肉，鸡头肉，金樱子，巴戟（去心），破故纸（炒），杜仲（去粗皮，炒断丝），牛膝（酒浸），熟地黄（酒浸，焙），石菖蒲，远志（去心），枸杞子（酒浸，焙），龙骨，楮实，茴香（炒），仙茅，肉苁蓉（酒浸湿，焙干，秤），沉香各一两。

【用法】上为细末，枣肉为丸，如梧桐子大，每服五十丸，以朱砂为衣，空心，温酒或盐汤送下，如有气滞不顺，用木香调气散入盐少许，调汤送下。

【功效】温中正气，祛风活血，逐寒除湿，填精益髓，强阴壮阳，聪耳明目，开心益智，暖胃化食，消痰宽中，杀九虫，通九窍，补五脏，秘精气，止梦遗，除咳嗽，养肌肤。

【主治】五劳七伤，诸虚不足，腰膝疼痛，耳病。

【来源】《瑞竹堂经验方》

草灵丹

【组成】生地黄（细切，用无灰酒一斗，夜浸昼晒，七日酒尽，焙干）三十二两，鹿茸（酥炙黄，焙干，为末）二两，肉苁蓉（酒浸七日，研为泥，焙干）二两，牛膝（酒浸七日，焙干）一两，桂心一两，蛇床子一两，菟丝子（酒浸七日，研为末，焙干）一两，远志（去心）一两，大枣（煮熟，去皮核，焙干）

一百个。

【用法】上为细末，炼蜜和丸，或酒蜜面糊为丸，如梧桐子大。每服三十丸，温酒下。

【功效】补肾益真，滋荣养卫，填实骨髓，坚固牙齿，聪耳明目，延年不老，悦颜色，黑髭鬓。

【主治】肾精不足证，耳病。

【来源】《御药院方》

益寿地仙丸

【组成】甘菊花一两，枸杞二两，巴戟天（去心）二两，肉苁蓉二两。

【用法】上四味为细末，炼蜜和丸，如梧桐子大。每服三十丸，空心盐汤下，温酒亦得。

【功效】补五脏，填骨髓，续绝伤，黑鬓发，和血驻颜，轻身健体，延年益寿，补益丹田，清头目，聪耳听。

【主治】五脏不足，耳病。

【来源】《御药院方》

桂辛汤

【组成】桂（去粗皮）、细辛（去苗土），干姜（炮），人参（去芦）、白茯苓（去皮）、甘草（炙）各二两，五倍子、陈皮（去白）、白术、半夏（汤洗七次）各三分。

【用法】上锉散。每服二钱，水二盏，煎至一盏，去滓，食前温服。

【功效】下痰饮，散风邪，止痰嗽，聪耳鼻，宣关窍，利咽膈，清头目，解冒眩，进饮食。

【主治】耳病。

【来源】《世医得效方》

菖蒲益智丸

【组成】菖蒲（炒）、远志（去心，姜汁淹，炒）、川牛膝（酒浸）、桔梗（炒）、人参各三两三分，桂心三分，茯苓一两三分，附子（炮，去皮脐）一两。

【用法】上为末，炼蜜丸，梧子大。每服三十丸，食前，温酒、米汤下。

【功效】破积聚，止痛，安神定志，聪耳明目。

【主治】喜忘恍惚，耳病。

【来源】《世医得效方》

薯蓣丸

【组成】薯蓣、肉苁蓉（酒浸一宿，刮去皴皮，炙干）、熟干地黄、菟丝子（酒浸三日，熬干，别捣为末）、附子（炮裂，去皮脐）、赤石脂各二两，牛膝（去苗）、五味子、泽泻、山茱萸、白茯苓、巴戟、柏子仁（炒）、桂心、人参（去芦头）、白术、干姜（炮裂，锉）各一两。

【用法】捣罗为末，炼蜜和捣三五百杵，丸如梧桐子大。每日空心。温酒下十丸。加至四十丸。

【功效】益颜色，令人体健，气力强壮，悦泽颜色，聪耳明目，轻身益力。

【主治】耳病。

【来源】《普济方》

地黄煎丸

【组成】生地黄（洗捣取汁）二十斤，熟干地黄（焙）二斤，甘草（锉，炙）半斤，鹿角胶（炙）四两，生干地黄（焙）二斤，醇酒（用无灰者）一斗，菟丝子（酒浸，别捣）、白蒺藜（炒去角）、牛膝（酒浸，切，焙）、干漆（末用酒拌和炒，令烟尽）、白槟榔（煨，锉）、白茯苓（去黑皮）、枳壳（去瓤麸炒）、萆薢、覆盆子（去梗）各四两。

【用法】上除生地黄汁并酒外，并备细捣罗为末。先取地黄汁与酒五升，于银锅内，慢火煎三二十沸，次下鹿角胶搅匀消尽，次下地黄末，又次下诸约添酒。以柳枝不住搅候堪为丸，即分为二十剂。余以蜡纸塞于宽瓷瓶内封贮，逐一剂旋取，丸如梧桐子大，每服三十丸，加至五十丸，空心食前温酒下，余药收经三月余，取于日中曝之，依前收封贮。

【功效】平补诸虚。牢牙齿，荣髭发，久服坚筋骨，长肌肉，悦颜色，聪耳明目，令人壮健，万病不生。

【主治】虚劳诸风，耳病等。

【来源】《普济方》

搜风丸

【组成】南星、人参、茯苓各半两，干生姜、寒水石、白矾、半夏各一两，蛤粉、大黄、黄芩各二两，牵牛末、滑石各四两，薄荷叶半两，藿香二钱半。

【用法】上为末，滴水丸，如小豆大，每服十丸，加至二十丸，用生姜汤下，日进三服。

【功效】清利头目，开通鼻窍，聪耳明目，宣通血气，调顺饮食。

【主治】治邪风上逆，以致上实下虚，风热上攻，眼目昏蒙，耳鸣鼻塞，头痛眩晕，燥热上壅，痰逆涎嗽，心腹痞痛，大小便结滞，耳病。

【来源】《奇效良方》

地仙丸

【组成】黄芪（锉，炒）、天南星（炮）、羌活（去芦）、茴香子（炒）、地龙（去土）、骨碎补（炒）、防风（去叉）、赤小豆（拣）、狗脊（去毛）、白蒺藜（炒）、乌药（去木）、白附子（炮）、附子（炮，去皮脐）、萆薢各半两，牛膝（酒浸，切，焙）、肉苁蓉（酒浸，切，焙）、何首乌（去黑皮）、覆盆子（去蒂）、蜀椒（拣去目并合口者，炒出汗）各一两，木鳖子（去壳）三分。

【用法】上为细末，酒煮面糊和丸，如梧桐子大，每服二十丸，空心盐汤或茶酒任下。

【功效】补元阳，活血脉，壮筋骨，润肌肤，聪耳目，延寿，驻容颜，久服则身轻。

【主治】男子久冷，元气虚惫，脚手疼痛，耳病等。

【来源】《圣济总录》

苍术丸

【组成】苍术（用米泔水浸，逐日换水，浸三日，取出，刮去黑皮，切作片子，曝干，用慢火炒，令黄色，研为细末）一斤，茯苓（蒸过，去黑皮，研为末）半斤。

【用法】上和匀，炼蜜为丸，如梧桐子大，每服十五丸，空心或临卧白汤送下。

【功效】乌髭发，驻颜色，壮筋骨，聪耳目，除风湿，润肌肤。

【主治】耳病。

【来源】《奇效良方》

聪耳四物汤

【组成】当归（酒洗）、川芎、赤芍、生地黄各一钱，石菖蒲、酸枣仁（炒）、白芷、木通、枳壳（麸炒）、青皮（去穰）、荆芥、薄荷、藁本各七分，甘草二分。

【用法】上剉，水煎，食后服。

【功效】聪耳。

【主治】耳闭。

【来源】《鲁府禁方》

何首乌丸

【组成】何首乌（赤白各半）不拘多少。

【用法】上药用砂锅柳木甑蒸，下用红枣一层，中用黑豆一层，再放何首乌于豆上，又用黑豆一层，红枣一层盖之，慢火蒸半日，以豆极烂为度，将何首乌乘热捣碎，晒干，为细末，每药末一斤，用甘菊花（去梗叶）另为末，二两和匀，以人参固本丸料熬膏和为丸，如梧桐子大。每服九十九丸，空心白汤送下。

【功效】补益肾肝，聪耳明目，却病延寿。

【主治】肝肾不足，耳病。

【来源】《医便》

乌须羊肝丸

【组成】黑羊肝（竹刀切片，摆瓷盆内，羊胆汁涂，晒干，日日将胆汁涂，晒至百个为上，少则三五十个，惟胆汁多为佳，晒时以稀绢罩之，免蝇灰点污）一具，熟地黄（用怀庆者，酒蒸，晒九次，晒干）六两，生地黄（怀庆者，酒洗，晒干）四两，覆盆子（炒）四两，山茱萸（酒浸，去核，晒干，净肉）四两，何首乌（酒拌，洗净，蒸，晒干）四两，白芍药（酒炒）四两，白茯苓（去皮，切片，人乳浸，日晒夜露，候干）四两，旱莲草（蒸过）四两，川芎四两，当归（酒浸）四两，壮血余并童男童女发、自己发、胎发不拘数（俱用花椒煎沸汤泡过，洗净晒干，入小瓦罐内，黄泥盐固济，炭火煅通红，埋地中三日，取出，去土敲破罐，刮下研入，要有四两为佳，无则一两亦可）。

【用法】上药俱不犯铁器，各晒干，石磨磨为末，另用熟地黄十二两，用酒浓煎汁二碗，去渣，煮糊为丸，如梧桐子大。每服空心酒下一百丸，临睡酒下七十丸。

【功效】乌须发，聪耳明目，悦颜色。

【主治】须发白，目不明，耳病。

【来源】《医便》

菖蒲酒

【组成】菖蒲。

【用法】用五月五日、六月六日、七月七日，取菖蒲不拘多少，捣烂绞取清汁五斗，糯米五斗蒸熟，入细酒面五斤（南方只用三斤），捣碎拌匀，如造酒法，下缸密盖三七日，榨起新罐盛，泥封固。每次温服二三杯。

【功效】通血脉，调荣卫，聪耳明目。

【主治】耳病。

【来源】《医便》

柴胡聪耳汤

【组成】柴胡三钱，连翘四钱，水蛭（炒，另研）半钱，虻虫（去翅足，研）三个，麝香（研）少许、当归身、人参、炙甘草各一钱。

【用法】除另研外，以水二盏，入姜三片，煎至一盏，稍热下水蛭等末，再煎一二沸，食远稍热服。

【功效】聪耳。

【主治】耳中干耵，耳鸣致聋。

【来源】《证治准绳》

仙术芎散

【组成】川芎、连翘、黄芩、山栀子、菊花、防风、大黄。当归、芍药、桔梗、藿香各五钱，苍术（米泔浸）一两，石膏二两，甘草、滑石各三两，荆芥，薄荷，砂仁各二钱半。

【用法】上㕮咀，每服五钱，水二盅，煎至八分，食后通口服。

【功效】明目聪耳，消痰清神。

【主治】治风热壅盛，头昏眩，耳病。

【来源】《医方选要》

坎离保元丸

【组成】白术（土炒）一两，山楂肉七钱，人参五钱，黄连（姜汁炒）七钱，陈皮（酒洗）七钱，牡丹皮（酒洗）七钱，知母（盐水炒）七钱，枳壳（麸炒）七钱，黄柏七钱，白茯苓一两，当归（酒洗）八钱，桔梗七钱，远志（甘草水洗，去心）八钱，酸枣仁（炒）八钱，白芍（酒炒）七钱，甘草（炙）三钱。

【用法】上为细末，蜜水为丸，如梧桐子大，每服一钱五分或二钱，食远用清茶或白滚水送下。

【功效】滋阴降火，调荣养胃，补髓添精，安神定志，聪耳明目，坎离既济，却病轻身，宁心益智，乃平补之圣药。

【主治】耳病。

【来源】《太医院秘藏膏丹丸散方剂》

加减龙荟丸

【组成】龙胆草（酒洗）、当归（酒洗）、栀子仁（炒）、青皮、黄芩各一两，芦荟、柴胡、大黄（酒蒸）、青黛各五钱，胆星三钱，木香二钱五分，麝香五分。

【用法】上为末，神曲糊丸如绿豆，姜汤下二十丸，日进三服，七日后用针砂酒以通其气。

【功效】聪耳泻火。

【主治】耳鸣。

【来源】《济世神验良方》

种子乌须五加皮方

【组成】南五加皮。

【用法】南五加皮不拘多少，铜刀刮去粗皮，无灰酒浸一宿，取出微炒，为细末，不炒则泻，空腹无灰酒下三、五茶匙，或用面糊丸绿豆大，每服七八十丸，空心酒盐汤、白水任下。

【功效】化积气，去垢滞，固肾健阳，聪耳明目。

【主治】肾阳不固，耳鸣。

【来源】《身经通考》

黄连散

【组成】黄连五分，枯矾七分。

【用法】细末，绵裹纳耳中。

【功效】清热燥湿解毒。

【主治】耳疮。

【来源】《医贯》

莲子粥

【组成】莲实（去壳）半两，糯米三合。

【用法】上先以水煮莲子熟，滤出，入米煮粥候熟，入莲子搅匀食。

【功效】益心神，明目聪耳。

【主治】耳病。

【来源】《古今医统大全》

神仙既济丹

【组成】酒炒黄柏四两，酒蒸山药、酒洗牛膝各三两，人参、姜杜仲、巴戟、五味子、酒洗杞子、茯苓、盐炒茴香、酒苁蓉、酒山萸、甘草（水浸）、远志、菖蒲、熟地、酒知母、酒生地、酒菟丝子、麦冬、黑山栀、酒洗甘菊、去白陈皮各一两。

【用法】蜜和，蒸枣肉丸，空心，温酒、盐汤任下。

【功效】滋肾水，除心火，益脾土，添精补髓，益气和血，壮筋骨，润肌肤，聪耳明目，开心定智，强阴健阳，延年益寿，性味温而不热，清而不寒，久服则坎离既济，阴阳浃和，火不炎而神自清，水不渗而精自固，乃平补之圣药也。

【主治】诸虚百损，五劳七伤，耳病。

【来源】《杂病源流犀烛》

常山太守马灌酒

【组成】天雄（生用）二两，商陆根、踯躅、蜀椒各一两，乌头（大者）一枚，附子五枚，桂心、白蔹、茵芋、干姜各一两。

【用法】上十味㕮咀，以绢袋盛，酒三斗渍，春夏五日，秋冬七日，去滓。初服半合，稍加至两三合。捣滓为散，酒服方寸匕，日三，以知为度。

【功效】除风气，通血脉，益精华，定六腑，聪耳明目，悦泽颜色，头白更黑，齿落更生。服药二十日力势倍，六十日志气充盈，八十日能夜书，百日致神明。房中强壮如三十时，力能引弩。年八十人服之亦当有子。病在腰膝，悉主之方。

【主治】诸虚不足之证，耳病。

【来源】《备急千金要方》

顺气聪耳汤

【组成】枳壳（麸炒），柴胡各二钱，乌药、木通、青皮（醋炒）、川芎、石菖蒲各一钱，甘草五分。

【用法】上剉，水煎服。

【功效】顺气聪耳。

【主治】气闭耳聋。

【来源】《济阳纲目》

清心明目丸

【组成】生地（酒洗）、远志（甘草汤泡，焙）、石菖蒲、川连、当归身（酒洗）、甘菊、麦冬、甘草各一两五钱，甘枸杞二两。

【用法】炼蜜丸如桐子大，每服七八十丸，临卧灯心汤下。

【功效】补心养血，清神长智，润肺利窍，聪耳明目。

【主治】心血不足，肝肾阴虚，心慌失眠，眼目干涩，视物模糊，耳鸣腰酸。

【来源】《疡医大全》

固本聪耳丸

【组成】熟地（焙）四两，柏子仁（焙，去油），人参（焙），白茯神（人乳拌），远志肉（甘草制）各一两，五味子七钱，山药（炒黄）二两，石菖蒲（蜜酒拌，焙）五钱。

【用法】为末，蜜丸，早晚食前食远，白汤送下，各服三钱。

【功效】固本聪耳。

【主治】治心肾不足诸虚耳聋。

【来源】《疡医大全》

耳鸣耳聋丸

【组成】大黄，茯苓，黄连，黄柏，黄芩，龟板，山药，青黛，芦荟，山萸肉，泽泻，龙胆，栀子，当归，熟地黄，广木香，五味子，磁石，麝香。

【用法】丸剂，每袋3克。1次3克，1日2次，温开水送服。

【功效】清肝泻胆，滋肾聪耳。

【主治】肝胆火热上冲所致耳鸣耳聋，头晕目眩，伴有口干口苦，烦躁易怒，胁肋胀痛，大便干结，舌红苔黄，脉弦数。

【来源】《中医大辞典》

益气聪明丸

【组成】升麻，葛根，黄柏，白芍，蔓荆子，党参，黄芪，甘草。

【用法】水丸剂，每12粒重1克。1次6克，1日2~3次，温开水送服。

【功效】益气升阳，聪耳明目。

【主治】脾气虚弱，中阳不升所致耳鸣耳聋、内障近视等。症见黑睛生翳，视物昏花，眩晕，失眠健忘，耳鸣耳聋，精神倦怠，肢体乏力，面色萎黄，食少便溏，舌淡苔白，脉濡细。

【来源】《中医大辞典》

八味丸

【组成】川巴戟（酒浸，去心，用荔枝肉一两，同炒赤色，去荔枝肉不要）一两半，高良姜（锉碎，用麦门冬一两半，去心，同炒赤色为度，去门冬）一两，川楝子（去核，用降真香一两，锉碎同炒，油出为度，去降真香）二两，吴茱萸（去梗，用青盐一两，同炒后，茱萸炮，同用）一两半，胡芦巴（用全蝎十四个，同炒后，胡芦巴炮，去全蝎不用）一两，山药（用熟地黄同炒焦色，去地黄不用）一两半，茯苓（用川椒一两，同炒赤色，去椒不用）一两，香附子（去毛，用牡丹皮一两，同炒焦色，去牡丹皮不用）一两半。

【用法】研为细末，盐煮面糊为丸，如梧桐子大，每服40~50丸，空腹时用盐汤或温酒送下。

【功用】温补肝肾，暖丹田，聪耳目，老人常服益寿延年。

【主治】积年冷病，遗精，白浊，妇人赤白带下，耳病。

【来源】《寿亲养老新书》

斑龙百补丸

【组成】鹿角（镑）二十两，黄柏（炒）、生地（酒洗，煎）

各四两，鹿角霜二十两，怀山药（炒）、知母（盐水炒）、黄芪（炙）、山茱萸各四两，五味子一两，党参五两，茯苓、芡实各四两，以上为第一宗，鹿角（镑）三十两，黄柏（制）八两，枸杞子、熟地、菟丝子、金樱子（去毛子）各四两，怀牛膝（酒洗）三两，天冬、麦冬、楮实子各二两，龙眼肉一两（以上为第二宗）。

【用法】第一宗研为细粉，第二宗煎膏，将膏和入药粉内，加炼蜜为丸，如梧桐子大，每服五钱，食前淡盐汤送下，并可用煮熟莲子肉，或晒干枣子数枚同服。

【功用】生精补血，强健筋骨，久服聪耳明目，黑髭须。

【主治】精虚血弱，身体羸瘦，腰膝无力，耳鸣耳聋，视物昏花，须发早白。

【来源】《全国中药成药处方集》

华佗治肾虚耳聋神方

【组成】鼠胆一具，龙齿、龙脑、麝香、朱砂各一分，乳香、潮脑各半分。

【用法】上研成极细末，人乳为丸，大如桐子，裹以丝绵，塞入耳中，以不可受而止，三日后取出。

【功效】补肾聪耳。

【主治】肾虚耳聋。

【来源】《华佗神方》

经进地仙丹

【组成】人参、黄芪各一两半，附子（炮）、川椒（去目，并闭口者，少炒出汗）、苁蓉（酒浸，焙）各四两，川乌（炮）、茯苓（白）、甘草、白术各一两，菟丝子（酒浸）、覆盆子、天南星（汤洗，姜汁制焙）、防风（去芦）、白附子、何首乌各二两，牛膝（去芦，酒浸二宿）四两，狗脊（去毛）、赤小豆、骨碎补（去毛）、乌药、羌活、萆薢各二两，木鳖子（去壳），地龙（去土）各三两。

【用法】上为细末，煮酒面糊为丸，如梧桐子大。每服三十丸，加至四十丸，空心，温酒吞下。

【功效】补虚。

【主治】男子五劳七伤，肾气虚惫，精神耗减，行步艰辛，饮食无味，眼昏耳焦，面色黧黑，皮肤枯燥；女人血海虚冷，月经不调，脏寒少子，下部秽恶。又治诸痔瘘疮，肠风泻血，诸风诸气，并皆疗之。

【来源】《太平惠民和剂局方》

应真丸方

【组成】琥珀（研）、预知子、远志（去心）、人参、白茯苓（去黑皮）、白术、菖蒲各二两，桂（去粗皮）一两。

【用法】上八味，为细末，炼蜜丸如梧桐子大，每服二十丸，食前温酒下。

【功效】安镇魂魄，令人神清气爽，目明耳聪，强记预知。

【主治】耳聋。

【来源】《圣济总录》

神仙延龄丹

【组成】旱莲（取汁，晒干成膏子）半斤，破故纸（炒香为末）一斤，五加皮（酒浸一昼一夜，晒干），赤茯苓（去皮，乳浸，牛乳可代）、生地黄（酒浸一昼一夜，取汁，晒膏子）二斤、红枣（去皮，煮熟）、生姜（取汁，晒干膏子）二斤，杜仲（去皮，炙炒去丝，为末）、核桃仁（去皮）各半斤，川芎、枸杞（去蒂，酒浸）各四两，没石子、蜂蜜（炼老熟）各二两，细辛一两。

【用法】上除桃仁，红枣，蜜外，其余各为细末，将前三味药煮熟为丸，如桐子大。每服三五十丸，或酒或盐汤下。

【功效】耳聪目明，除病益寿延年。

【主治】耳聋，男妇瘫痪，五劳七伤，颜色枯干，身体羸瘦，妇人久不成胎，男子精神减少，行步艰难，筋骨疼痛，能使衰返壮，折骨复坚，素发青，堕生瘢痕。

【来源】《鲁府禁方》

耳聋神丹（通耳神丹）

【组成】鼠脑一个，青龙齿、冰片、麝香、朱砂各一分，明乳香半分，樟脑半分。

【用法】上药各研细末，用人乳为丸，如桐子大，外用丝绵裹之，塞耳深处，至不可受而止，塞三日取出。

【功效】聪耳。

【主治】耳聋。

【来源】《重订广温热论》

杞实粥方

【组成】芡实（去净硬皮，滚水淘泡四五次，又极滚水泡透听用）七钱，枸杞子（选肥大赤色者，用水淘一次，滚水泡透听用）三钱，粳米（晚熟者大半茶钟，滚水淘洗四五次听用）。

【用法】三味，今日如法制完，明日五更用砂锅一口，先将水烧滚，下芡实煮四、五沸；次下枸杞子煮三、四沸；又下大米，共煮至浓烂香甜。空腹食之，以养胃气。

【功效】常服耳聪目明，延年益寿，久久双目返童，八、九十夜读细书。

【主治】虚证耳聋。

【来源】《眼科秘诀》

回春乌龙丸

【组成】乌龙（一付全用，即乌犬骨，连头至尾脊骨一条，不用水洗，用黄酒浸一宿，用硼砂五钱，和奶酥油搽骨上，火炙黄色为度，秤骨。犬须一周年者佳，如走去阳者不效。一犬不足，用二犬骨，务秤足分两）二十四两，胡桃仁（去皮，炒黄）五钱，巴戟（酒浸，去骨）一两，石莲子（去壳）一两，枣仁（炒）一两，远志（甘草水浸，酒炒）一两，肉苁蓉（酒洗，去鳞甲）三两，石斛（要金钗者）二两，桑寄生二两，大茴香（酒炒）一两，破故纸（酒炒）二两，石菖蒲一两，芡实（炒）一两，莲须一两，鹿茸（炙酥）一对。

【用法】上药共为末，用黄酒打糊为丸，桐子大，每服空腹，酒下。

【功效】健体轻身，聪耳明目，乌须黑发，齿落更生。

【主治】虚证耳聋。

【来源】《寿世传真》

莲实粥方

【组成】嫩莲实（去皮细切）半两，粳米三合。

【用法】上先煮莲实令熟，次以粳米做粥，候熟，入莲实，搅令匀，熟食之。

【功效】聪耳明目，补中强志。

【主治】眼痛，耳聋。

【来源】《太平圣惠方》

六一散

【组成】桂府滑石（研末，水飞晒干）六两，粉甘草（为末）一两。

【用法】合研匀，每服三钱，新汲水或冷饮调下三钱，加朱砂三钱取其清心，加青黛三钱取其凉肝，加薄荷三钱取其散肺也。

【功效】寒凉解散郁热。

【主治】治温病及中暑，身热烦渴，小便不利者。

【来源】《伤寒论》

补肾益耳方

【组成】熟地15克，杜仲、山药、山萸肉、菟丝子、枸杞各12克，茯苓、丹皮、柴胡、石菖蒲、牛膝各9克，煅磁石（先煎）6克。

【用法】水煎服，每日1剂，分早晚2次服用。

【功效】补肾益精，育阴潜阳，聪耳明目。

【主治】肾阴不足，肝阳上亢之耳鸣耳聋。

【来源】浙江中医杂志，2019，54（04）：288

聪耳益气方

【组成】黄芪一钱，人参、炙甘草、当归（酒洗）、白术各五分，陈皮、菖蒲、防风、荆芥各三分，升麻、柴胡各二分。

【用法】水煎服。

【功效】补益心脾，益气聪耳。

【主治】气虚耳鸣，兼见心悸气短，舌淡脉弱。

【来源】《景岳全书》

聪耳抑火汤

【组成】黄芩、柴胡、当归、香附、花粉各八分，木通、薄荷、枳壳、黄连各四分，贝母、菖蒲、甘草各六分，防风、桔梗各七分。

【用法】水煎服。

【功效】清热化痰，通窍利耳。

【主治】痰火上升，耳窍闭塞不通。

【来源】《何氏济生论》

二、外用方

利窍聪耳方

【组成】穿山甲（生）二钱，蝉蜕（去足）二钱，石菖蒲二钱，木笔花二钱，蓖麻仁（去净油）一钱五分，干蝎（去毒）四个，鲤鱼胆（后兑）三钱，麝香（后兑）一钱。

【用法】上为极细末，兑鲤鱼胆，麝香和匀，用黄蜡溶化，晾温，老嫩合宜，做成药捻，约1寸有余，外有黄绢裹之，纳于耳中，以通窍道。

【功效】补肾益精，育阴潜阳，聪耳明目。

【功效】活血通窍利耳。

【主治】耳聋耳闭。

【来源】《慈禧光绪医方选议》

第二章　中医美容

第一节　雀　斑

雀斑是发生于面部皮肤的黄褐色点状色素沉着斑，具有遗传倾向，多发于女性人群。中医认为雀斑的病因是肾水亏虚，水不制火，虚火导致气血凝滞；或痰饮阻滞经络，肌肤失于濡养，风邪外搏；或血热内滞，触犯风邪，旺盛的气血与风邪互搏。

一、内服方

吴菊生自拟消斑方

【组成】生黄芪30克，生地黄12克，玄参12克，麦冬12克，黄芩9克，炙麻黄10克，桑白皮12克，生山楂30克。

【用法】水煎服，每天2次，每日1剂。

【功效】益气养阴，清肺胃郁热。

【主治】雀斑（肺胃郁热）。

【来源】上海中医药杂志，2005，（8）

六味地黄汤合四物汤

【组成】熟地、黄芪、当归各15克，山萸肉、川芎、防风各10克，赤白芍、枸杞子、山药、茯苓、白蒺藜各12克，蝉衣9克，升麻6克。

【用法】水煎服，每天2次，每日1剂。

【功效】滋补肝肾，益精养血，活血化瘀。

【主治】雀斑（肝肾亏虚型）。

【来源】新疆中医药，2000，（4）

律治自拟方

【组成】山药30克，茯苓20克，生地、熟地、山茱萸、炒丹皮各15克，升麻、白附子、巴戟天、黄柏、知母、甘草各10克。

【用法】水煎服，每天2次，每日1剂。

【功效】滋阴补肾，降火凉血祛斑。

【主治】雀斑（阴虚火旺型）。

【来源】黑龙江中医药，2005，（1）

桃红圣愈祛斑汤

【组成】桃仁12克，红花12克，党参25克，黄芪25克，当归20克，熟地20克，白芍20克，川芎15克，白术15克，白附子12克，白僵蚕15克，白及9克，白芷9克，茯苓15克，丹参25克，益母草25克。

【用法】水煎服，于每月月经期第5天开始服用，每日1剂，连服7日为一周期，连续用药5个周期为一个疗程。

【功效】活血化瘀，养血益气，祛斑。

【主治】雀斑（气虚血瘀型）。

【来源】江西中医药，2005，36

知柏地黄丸加减

【组成】熟地15克，山茱萸、牡丹皮、泽泻、知母、黄柏、当归各9克，茯苓、僵蚕各12克。

【用法】水煎服，每天2次，每日1剂。或服用知柏地黄丸，每次6~9克，每日2次，一个月为1个疗程。

【功效】滋阴补肾，清热泻火。

【主治】雀斑（阴虚火旺型）。

【来源】家庭医学，2006，17（9）

王豪自拟方1

【组成】丹参、浮萍、鸡血藤各30克，生地20克、连翘15克、红花、川芎、荆芥、生甘草各10克。

【用法】水煎服，每日一剂，一个月为一个疗程。

【功效】补血祛风。

【主治】雀斑（血虚生风型）。

【来源】家庭医学，2006，17（9）

王豪自拟方2

【组成】当归、生地、北沙参各15克，白芍、红花、香附、党参、白术各10克，川芎、广木香、茯苓各6克。

【用法】水煎服，每日一剂，一个月为一个疗程。

【功效】补气活血祛瘀。

【主治】雀斑（气虚血瘀型）。

【来源】家庭医学，2006，17（9）

王豪自拟方3

【组成】升麻、赤芍、生地、防风各12克，茜草、麦冬、元参、丹参、红花、黄芩各9克，丹皮15克，生甘草6克。

【用法】水煎服，每日一剂，一个月为一个疗程。

【功效】清热活血祛风。

【主治】雀斑（血热妄行生风型）。

【来源】家庭医学，2006，17（9）

冯琳自拟方

【组成】白附子3克，水牛角18克，甘草2克，生地黄8克，羌活8克，黄芩3克，升麻8克，红花3克，防风8克，白芷4克。

【用法】此方剂1个疗程约15天，疗程间治疗间隔3天，每日口服2次。

【功效】活经络，行气血。

【主治】雀斑（气血瘀滞型）。

【来源】中国美容医学，2014，23（14）

香肥皂

【组成】肥皂（劈作两边，用清水煮干，取起晒半干，切碎，晒极干为末）不拘多少，檀香、真排草、甘松、山柰、白芷、细辛、辛夷、藁本、独活、丁香、广零陵各半两。

【用法】上为末等份，同肥皂末对半，炼蜜为丸用。去雀斑加鹰条白丁，白蒺藜，木贼，密陀僧。

【功效】祛斑美容。

【主治】雀斑。

【来源】《古今医统大全》

六味地黄丸

【组成】熟地（砂仁酒拌九蒸九晒杵膏）八两，山萸肉（酒润炒）、干山药（炒）各四两，丹皮（酒洗微炒）、白茯苓（人乳汁制焙）、泽泻（淡盐酒拌炒）各三两。

【用法】研为细末，和地黄膏加炼蜜为丸，如梧子大。作汤服即六味地黄汤。

【功效】填补肾精。

【主治】治肾精不足，虚火上炎，面生雀斑，头目眩晕，咽喉燥痛，口舌疮裂，耳聋齿摇，腰膝痿软，骨热酸痛，足跟痛，小便淋秘或不禁，遗精梦泄，水泛为痰，自汗盗汗，亡血消渴，尺脉虚大，妇人经事不调，小儿虚损，肾疳脑热，疮毒。

【来源】《儿科要略》

犀角升麻丸

【组成】犀角一两五钱，升麻一两，羌活一两，防风一两，白附子五钱，白芷五钱，生地黄一两，川芎五钱，红花五钱，黄芩五钱，甘草（生）二钱五分。

【用法】各为细末，和匀，蒸饼为小丸，每服二钱，食远临卧，用茶清送下。

【功效】疏风散邪，凉血行瘀。

【主治】雀斑，粉刺，沺𤩽。

【来源】《医宗金鉴》

二、外用方

吴菊生自拟消斑方

【组成】生黄芪30克，生地黄12克，玄参12克，麦冬12克，黄芩9克，炙麻黄10克，桑白皮12克，生山楂30克。

【用法】每日1剂，常规煎煮2次，混匀分2次口服，第3煎多加水致沸腾，蒸气熏脸，稍冷却后反复拍洗面部，每日1次，每次10分钟。3个月为1个疗程。

【功效】益气养阴，清肺胃郁热。

【主治】雀斑（肺胃郁热）。

【来源】上海中医药杂志，2005（8）

律治自拟方

【组成】绿豆250克，滑石粉100克，花粉60克，白芷、白艾、白蔹、白茯苓各50克，葛根40克，川芎30克，石菖蒲20克，白附子、白僵蚕各15克，冰片1克。

【用法】以上诸药共研细末备用，每晚用鸡蛋清调涂于面部，待次晨以温水洗去。

【功效】清热解毒，润肤祛斑。

【主治】雀斑（阴虚火旺型）。

【来源】黑龙江中医药，2005，（8）

桃花酒

【组成】桃花500克，60度高粱酒2000毫升。

【用法】先用洗面奶、温水清洗面部，用热毛巾敷面，然后用消毒棉涂桃花酒于面部，重点涂斑处，注意不要让其流入眼内。

【功效】活血化瘀，养血益气，祛斑。

【主治】雀斑（气虚血瘀型）。

【来源】江西中医药，2005，36（7）

曹汉锋自制雀斑液

【组成】牵牛子4.5克，细辛8克，丹参7克，当归9克，70%

石碳酸20毫升，巴豆油3滴，硫黄皂液1毫升。

【用法】面部病损区常规消毒，用棉签在面部病变部位涂药。

【功效】散寒活血祛瘀。

【主治】雀斑（寒凝血瘀型）。

【来源】中华现代皮肤科学，2005，2（3）

李燕丽自制霜型面膜

【组成】当归，马齿苋，辛夷，续随子，白芷，白及，白附子提取液，蜂蜜（各适量）。

【用法】取5~10克面膜药霜涂于患者面部，按皮肤纹路走向，自上而下，自中间向两侧按摩，将药霜全部揉进患者皮肤。

【功效】活血益气固表。

【主治】雀斑（气血虚型）。

【来源】中国中药杂志，1995，20（1）

玉容散1

【组成】白僵蚕、白附子、白芷、山柰、硼砂各三钱，石膏、滑石各五钱，白丁香一钱，冰片三分。

【用法】上为细末，临睡用少许，水和搽面，人乳调搽更妙。

【功效】祛斑。

【主治】雀斑。

【来源】《种福堂公选良方》

玉容散2

【组成】甘松、山柰、茅香各五钱，白芷、白僵蚕、白及、白蔹、白附子、天花粉各一两，肥皂二个，绿豆粉一两，防风、藁本、零陵香各三钱。

【用法】为细末，每洗面用之。

【功效】祛斑美容。

【主治】面上黑泙雀斑。

【来源】《冯氏锦囊秘录》

时珍玉容散

【组成】猪牙皂角、紫背浮萍、青梅、樱桃各四两，鹰屎白（或鸽屎白）三钱。

【用法】共研末，早晚手心注水调擦。

【功效】祛斑。

【主治】治面上雀斑，其色或黄或黑，碎点无数。

【来源】《丁甘仁先生家传珍方》

洗面玉容方

【组成】甘松，山柰，香薷，白芷，白及，白蔹，藁本，白僵蚕，白附子，天花粉，零陵香，绿豆粉，肥皂（煨）各等份。

【用法】各研细末，混匀，密贮、每晨取少许洗面。

【功效】美容除斑。

【主治】面斑。

【来源】《仙拈集》

玉容丸

【组成】甘松、山柰、细辛、白芷、白及、白蔹、防风、荆芥、僵蚕、山栀、藁本、天麻、羌活、独活、密陀僧，枯矾、檀香、川椒、菊花各一钱，红枣肉七个。

【用法】以上共为细末，用肥皂去核一斤，捶作丸。秋冬加生蜜五钱，早晚洗之。

【功效】美容，祛斑。

【主治】男、妇雀斑酒刺，皮肤粗糙。

【来源】《奇方类编》

玉蓉粉

【组成】绿豆一升，荷花瓣（晒干）二两，滑石、白芷、白附子各五钱，冰片、密陀僧各二钱。

【用法】共为细末，早晚洗面擦之。

【功效】美容祛斑。

【主治】雀斑，酒刺，肺风，酒糟鼻，面上一切斑点。

【来源】《验方新编》

大玉容丹

【组成】白僵蚕三钱，白丁香一钱五分，白附子三钱，白芷三钱，山柰三钱，滑石五钱，硼砂三钱，白荷花瓣三钱，密陀僧三钱，白茉莉子（研粉）三钱，绿豆粉二两，白冬瓜子（晒研）三钱，白蜜一两五钱。

【用法】上为丸，或敷面。

【功效】美容，祛斑。

【主治】雀斑，痱瘰。

【来源】《串雅外编》

治粉刺雀斑黑点神效方

【组成】白丁香（麻雀粪也）一钱，山柰二钱，甘松二钱，白附子（竹节者佳）二钱，密陀僧一钱，杏仁一钱，猪胰子五钱，干桂花二钱，玫瑰屑二钱。

【用法】共为细末，再用肥皂（去核边净肉）半斤和捣，加绿豆粉，白蜜为丸，日用洗面神验。

【功效】祛斑，美容。

【主治】粉刺，雀斑，黑点。

【来源】《经验良方全集》

治妇人雀斑黑痣浬气方

【组成】官粉五两，密陀僧一两，轻粉二钱五分，麝香五分，白檀香一两。

【用法】共研末，晚时鸡子清调涂，次早洗去。

【功效】美容，祛斑。

【主治】妇人雀斑，黑痣浬气。

【来源】《良朋汇集经验神方》

治肺风疮方

【组成】白芷，白附子，防风，荆芥，轻粉各一两，白蔹、雄黄、白蒺藜、细辛、甘松、山柰、樟脑各五钱，儿茶三钱，牙皂六钱。

【用法】上前药，再加官肥皂共为末，炼蜜为丸。有雀斑，加鹰粪一两，水淘去沙，晒干；鼻头红，加大枫子肉，另研金星凤尾草各五钱，入前药，每早洗面，神效。

【功效】祛斑。

【主治】肺风疮，雀斑，酒糟鼻。

【来源】《罗浮山人集》

美容膏

【组成】防风、零陵香、藁本各二两，白及、白附子、白蔹、天花粉、绿豆粉、僵蚕、白芷各一两，甘松，山柰，茅香各五钱，肥皂（去皮弦）。

【用法】共为末，蜜和捣匀，擦。或白茯苓，白及，白附子，白蔹为末，密陀僧，淀粉，白石脂（另研）等份，人乳调敷过夜。

【功效】美容祛斑。

【主治】面生黑泙雀斑。

【来源】《简明医彀》

连子胡同方

【组成】白芷、甘菊花各三钱，白果二十个，红枣十五个，珠儿粉五钱，猪胰一个。

【用法】上将珠粉研细，余俱捣烂拌匀，外以蜜拌酒酿炖化，入前药蒸过，每晚搽面，早洗去。

【功效】祛斑。

【主治】面鼻，雀斑。

【来源】《景岳全书》

异授雀斑方

【组成】生鸡子，大疋砂，肥皂。

【用法】用头生鸡子一个，打破顶，去黄留白，加大疋砂一两研细，填入鸡卵内，上用绵纸封固，贮哺鸡肚下哺之，待鸡雏出取，先将肥皂打除面上油，后用前鸡子清涂之，其斑渐去。一月之后，白玉无瑕。

【功效】祛斑。

【**主治**】雀斑。

【**来源**】《女科切要》

正容散

【**组成**】**紫背浮萍、白梅肉、樱桃枝、猪牙皂（各切碎，晒干）各一两，鹰屎白三钱。**

【**用法**】共研极细，早午晚水调少许，掌中搓搽患处，良久用温水洗面，擦洗十日雀斑自落。忌忧劳、火热发物。

【**功效**】祛斑。

【**主治**】治面上雀斑。

【**来源**】《外科备要》

洗面妙方

【**组成**】**猪牙皂角四两，白僵蚕三钱，白附子三钱，藿香三钱，密陀僧五钱，山柰五钱，白芷五钱，麝香少许，白茯苓五钱。**

【**用法**】每日清早洗之，酒调涂。

【**功效**】祛斑。

【**主治**】雀斑。

【**来源**】《香奁润色》

养容祛斑膏

【**组成**】**柿子叶，甘油，珍珠。**

【**用法**】油剂，每支45毫升。外用，先用温水洗脸后搽用，1日2次。

【**功效**】清热润肤消斑。

【主治】皮肤干燥，面部雀斑。

【来源】《中医大辞典》

改容丸

【组成】大贝母（去心），白附子，防风，白芷，菊花叶，滑石各五钱。

【用法】上为细末，用大肥皂10荚，蒸熟去筋膜，捣，和药为丸，早晚洗面。

【功效】疏风清热。

【主治】风热上攻，致患雀斑，粉刺。

【来源】《医学心悟》

玉盘散

【组成】白牵牛、甘松、香附、天花粉各一两，藁本、白蔹、白芷、白附子、宫粉、白及、大黄各五钱。

【用法】肥皂一斤捣烂，同药和匀，每日擦面。

【功效】清热解毒，散风祛斑。

【主治】雀斑，粉刺。

【来源】《疡医大全》

经验方

【组成】皂角一斤，升麻二两六钱五分，楮实一两六钱五分，白芷、白及、花粉、绿豆粉各三钱三分半，甘松，砂仁，白丁香各一钱六分半，樟脑二钱，糯米三合半。

【用法】共研细令匀，常于洗面时擦之。

【功效】祛斑。

【主治】面上雀斑，粉刺。

【来源】《鸡鸣录》

第二节　黄褐斑

黄褐斑是由于患者面部的黄褐色色素沉着而导致的一种损容性皮肤病，多发于女性群体。中医认为黄褐斑病位在肝、脾、肾三脏，病机以肝郁、脾湿、肾虚为主。

一、内服方

补肾活血汤

【组成】女贞子、旱莲草、山药、菟丝子各15克，川芎、白芷、桃仁各10克，白蒺藜12克，柴胡6克。

【用法】每日1剂，水煎，早晚分服。

【功效】补肾益精活血。

【主治】黄褐斑（肾虚型）。

【来源】浙江中医药大学学报，2005，29（5）

疏肝活血汤

【组成】柴胡，赤芍药，白芍药，云苓，香附，川芎，桃仁，红花，丹参，枳壳，郁金，广木香，白芷，浮萍，升麻，卷柏各10克，当归20克。

【用法】日1剂，早晚分服。

【功效】疏肝解郁活血。

【主治】黄褐斑（肝郁型）。

【来源】中国中医药现代远程教育，2010，8（15）

祛斑美白汤

【组成】熟地15克，当归、赤芍、白芍各12克，夏枯草、益母草各10克，红花、桃仁、川芎、白僵蚕各9克。

【用法】日1剂，早晚分服。

【功效】活血滋阴。

【主治】黄褐斑（阴虚血瘀型）。

【来源】江苏中医药，2010，42（7）

化斑饮

【组成】桑叶、柴胡、赤芍各15克，川芎、桃仁、当归、红花、益母草、片姜黄、炒白术、茯苓、僵蚕、香附各9克。

【用法】水煎服，日1剂早晚分两次服。

【功效】疏肝解郁，活血行气。

【主治】黄褐斑（肝郁气滞型）。

【来源】成都中医药大学，2016。

二、外用方

黄文平自拟方

【组成】当归，白茯苓，白芷，白及，川芎，桃仁，红花，黄芪霜，各适量。

【用法】调和制成糊状面膜边按摩边涂敷于患处，外用石膏倒膜30分钟，日1次。

【功效】活血祛瘀。

【主治】黄褐斑（气血瘀滞型）。

【来源】安徽中医药大学，2016

丁宜自拟方

【组成】白附子，白及，白僵蚕各200克。

【用法】三药洗净烘干研末，每次取三白粉50克，用蒸馏水调和成糊状敷面，日1次。

【功效】祛风除湿。

【主治】黄褐斑（风湿型）。

【来源】皮肤病与性病，2001，23（1）

洗面玉容方

【组成】甘松，山柰，香薷，白芷，白及，白蔹，藁本，白僵蚕，白附子，天花粉，零陵香，绿豆粉，肥皂（煨）各等份。

【用法】各研细末，混匀，密贮、每晨取少许洗面。

【功效】美容除斑。

【主治】面斑。

【来源】《仙拈集》

第三节　黑　痣

黑痣是由色素细胞集聚构成的良性肿瘤，常见于皮肤，多发于面、颈、背等部位。中医学认为本病多因皮肤脉络失疏，浊气、瘀毒结聚而成；或风邪搏于血气，气滞血瘀，经络阻滞而生；或肾中浊气，滞结于皮肤而成。

一、内服方

治面皯㸃诸方

【组成】荠苨二两，桂心三分。

【用法】上件药，捣细罗为散，每服以醋浆水调下一钱。日三服。

【功效】治面皯𪏂，灭瘢。

【主治】黑痣。

【来源】《太平圣惠方》

牛膝大豆浸酒方

【组成】牛膝（酒浸，切，焙）一斤，大豆（紧小者，炒熟）一斤，生地黄（洗，切）一斤。

【用法】上三味，拌匀，同蒸一饙倾出，绢囊贮，以酒三斗浸经宿。每服三合至五合，空心、日午、夜卧温服。

【功效】祛风除湿，柔筋止痛。除痣。

【主治】治久患风湿痹，筋挛膝痛。兼理胃气结聚，止毒热，去黑痣面皯，润皮毛。

【来源】《圣济总录》

宫方瑞莲丸

【组成】苍术（酒浸四两，醋浸四两，米泔浸四两，生用四两）一斤，莲子肉（去皮、心，酒浸软，入猪肚内煮极烂，取出焙干研，猪肚为膏）莲肉一斤约，猪肚二个，枸杞子（去枝梗）二两，北五味子（去枝梗）二两，破故纸（微炒）二两，熟地黄（酒洗蒸）二两。

【用法】上为末，猪肝膏、酒煮，面为丸如梧子大。每服四十丸，空心，温酒、盐汤下。

【功效】治湿，定心，消痰，暖肾水，匀血，去黑痣。

【主治】黑痣。

【来源】《世医得效方》

瑞莲丸

【组成】苍术一斤四两，莲肉（去心、皮）一斤，酒浸软，入猪肚内煮烂，取出焙干，研猪肚为膏，每莲肉一斤约肚二个，五味子（去梗）、破故纸（微炒）、熟地黄各一两，酒蒸。

【用法】上为细末。猪肚膏酒煮，飞罗面为丸，如桐子大，每服三四十丸，空心温酒盐汤下。

【功效】治湿，定心，消痰，暖肾水，匀血，去黑痣。

【主治】黑痣。

【来源】《普济方》

白瓜子丸

【组成】白瓜子二两，藁本、远志、杜衡各一两，天门冬三两，白芷、当归、车前子、云母粉各一两，柏子仁、细辛、橘皮、栝楼仁、铅丹、白石脂各半两。

【用法】上十五味末之，蜜和，空腹服如梧子，二十丸，日三服。

【功效】治面，令色白。

【主治】面皯䵳，黑痣。

【来源】《备急千金要方》

治面疱方

【组成】荠苨，肉桂各二两。

【用法】上二味为末，以醋浆，服方寸匕，日一服。

【功效】养颜，除痣。

【主治】治泙㻛及灭瘢去黑痣。

【来源】《备急千金要方》

二、外用方

五妙水仙膏

【组成】黄柏，紫草，五倍子，碳酸钠，生石灰。

【用法】固定体位，生理盐水清洁皮损，用金属棒取五妙水仙膏均匀涂抹在色痣体表面，范围略超出色痣边界1~2厘米，15~20分钟后，药膏逐渐干燥，用生理盐水棉球擦去干燥药膏，再重新涂药，上述方法持续一段时间，直到皮损着色为止。

【功效】消炎解毒，去腐生新，收敛杀菌，消除组织增生。

【主治】血管瘤，毛囊炎，各种疣，痣，结节性痒疹，局限性神经性皮炎，皮肤黏膜溃疡等多种皮肤病。

【来源】中国麻风皮肤病杂志，2002,（3）

祛痣膏

【组成】生石灰粉（氧化钙）20克，食用碱粉（碳酸氢钠）15克，水杨酸粉15克，奴夫卡因粉2克，醋酸泼尼松0.1毫克和95%乙醇40~50毫升。

【用法】将要祛除的痣、瘊用75%乙醇或0.1%新洁尔灭消毒，待干后，用细金属或竹签尖端，蘸少量祛痣膏，准确粘敷于痣、瘊处，将其完全覆盖，并保证药膏停留40~60分钟。应注意保护好周围的皮肤。

【功效】腐蚀痣瘊，消炎止痛。

【主治】痣。

【来源】中国民间疗法，2001，（5）

祛痣灵糊剂

【组成】氢氧化钾与粳米配制成38%的浓度。

【用法】将竹签一端削成针头状，蘸药物少许，点在痣中心，并转动破坏痣数秒钟后，迅速用75%乙醇擦净药物，待痂自然脱落。

【功效】祛痣。

【主治】痣。

【来源】中国麻风皮肤病杂志，2002，（02）

治面皯黑痣诸方

【组成】杏仁，生鸡子。

【用法】杏仁去皮，冶令细，鸡子白和之，敷经宿拭去。

【功效】治面䵟，灭瘢痕，除皯。

【主治】黑痣。

【来源】《小品方》

治面上黑痣及赘方

【组成】雄黄（细研）、硫黄（细研）、珍珠末、白矾、汶茹、藜芦（去芦头）各半两，巴豆（去心、皮，生用）三枚。

【用法】上药，捣罗为末，都研令匀，以鸡子白和涂之。其痣自落。

【功效】除黑痣。

【主治】面上黑痣及赘疣。

【来源】《太平圣惠方》

治赤疵及黑痣方

【组成】干漆一两，巴豆（去心皮）三枚，炭皮一两，雄黄（细研）一两，雌黄（细研）一两，白矾一两。

【用法】上药，捣罗为末，都研令匀，以黑漆和合如膏，于上点之。

【功效】除痣消斑。

【主治】赤疵及黑痣。

【来源】《太平圣惠方》

治小儿疣目方

【组成】桑柴灰（以汤淋取汁入砂盆内煎如饧）四斤（升），附子（去皮脐生用）二枚，硇砂（研入）一分，糯米五十粒。

【用法】上药，捣罗为末，入煎内调令匀，每取少许点疣目上，即自落。

【功效】除疣消痣。

【主治】小儿疣目，黑痣。

【来源】《太平圣惠方》

代刀膏

【组成】桑木灰七钱，矿子灰五钱，荞麦秸灰一两，茄科灰一两。

【用法】放锅内用水五碗，滚十数次，用布袋滤去渣，用铁勺熬成一小杯，存用。如肿毒不得破头，将此药在所患顶上画一十字，即出脓。诸般大疮有疔角腐肉不脱者，用此药水洗之。如点面上黑痣雀斑，尤神效。

【功效】除痣消脓。

【主治】痈肿，黑痣。

【来源】《串雅内外编》

治妇人雀斑黑痣浬气方

【组成】官粉五两，密陀僧一两，轻粉二钱五分，麝香五分，白檀香一两。

【用法】共研末，晚时鸡子清调涂，次早洗去，久上面光如玉。

【功效】美容，除痣。

【主治】妇人雀斑黑痣浬气。

【来源】《良朋汇集经验神方》

疗黑痣方

【组成】糯米百粒，石灰拇指大，巴豆三个。

【用法】上三味，碾调，纳瓷瓶，窨三日，先以针拨靥子，仍点膏，当蚀落也。

【功效】除黑痣。

【主治】黑痣。

【来源】《婴儿论》

水晶膏

【组成】新出窑角子石灰五钱，碱水半钟（浸灰以高半指为度），灰上撒糯米五十粒。

【用法】如碱水渗干，陆续添平。泡一二日捣成膏。先将痣刺破，每挑少许正点痣上，勿浸好肉。数次自落。禁发物。

【功效】祛黑痣。

【主治】新久黑痣。

【来源】《外科备要》

点痣方1

【组成】石灰一块，糯米一二十粒。

【用法】将硷水调，盖碗内，待米化烂，每日点二次，即愈。无痕。

【功效】除痣。

【主治】黑痣。

【来源】《秘方集验》

点痣方2

【组成】巴豆（入石灰同炒，去石灰）一钱，人言一钱，糯米（炒）五分。

【用法】和匀点之。如有痔丁，点之，待烂，唾调医痔药敷上，以纸封之，则气闭而易愈。

【功效】除痣。

【主治】黑痣。

【来源】《怪证奇方》

炉灰膏

【组成】响糖炉内灰一升半，风化石灰一升，巴霜、蟾酥各二钱，白丁香（研末）五分，炒石灰一钱。

【用法】响糖炉、风化石灰炒红，盛箕内，用滚汤三碗，徐徐淋汁，漫火熬如稀糊，先下巴霜，次下蟾酥各二钱，白丁香研末五分，炒石灰一钱，搅匀，再熬如面糊，瓷器盛，勿泄气，每用以簪头挑少许，口呵气令化，以针拨开患处贴之。如点瘰疬，去蟾酥加轻粉一钱，痛者加乳香、没药各一钱，瘤痣只用灰膏，不必用药。

【功效】除瘤消疮去痣。

【主治】一切无名肿毒恶疮，及外痔瘰疬，兼除瘤点痣。

【来源】《杂病源流犀烛》

四白散

【组成】**糯米三百五十粒，巴豆（取肉）五个。**

【用法】用夏布包之扎之，取石灰鹅卵大一块，冲滚水一碗，泡化，以水煮米包成饭，取出，趁热加硇砂末一钱，杵匀，仍加灰水。研如糊，瓷罐收之，听用。

【功效】除痣消斑。

【主治】黑痣，面斑。

【来源】《外科大成》

点痣散

【组成】**糯米百粒，石灰（大指大）一块，巴豆（去壳）三粒。**

【用法】共为细末，入瓷瓶，同窨三日，以竹签挑粟大一些，点上自然蚀落。

【功效】消痣。

【主治】黑痣。

【来源】《急救广生集》

经验方1

【组成】**藜灰五两。**

【用法】上以水一大碗，淋灰汁，于铜器中盛，以重汤煮令如黑膏，以针微拨破痣处点之，大者不过三遍。

【功效】除痣。

【主治】黑痣生于身面上。

【来源】《太平圣惠方》

经验方2

【组成】栎木灰（烧热净炉上消为灰）二斤，石灰三合。

【用法】上二味相和，以水淋取浓汁一大盏，即于小铛内，煎至三分，以瓷盒盛之，用小竹针子取药，点于痣上，干即又点之，二日不洗面，痣剥去尽。勿食酸咸油腻生姜等。即无瘢疮。

【功效】除痣。

【主治】治面上黑痣。

【来源】《太平圣惠方》

经验方3

【组成】黄丹五文，硇砂（研极细）二十文，巴豆（去壳心，用纸捶去油）十个，酒饼药（罐子盛）五十文。

【用法】上同入饼药罐子中，慢火熬两三沸，取下，续入研细，生矿灰三钱，鸡子清调匀，酒渣鼻以鹅毛扫红处，一日一次上药，追出毒物，病退即止。次服消风散、桦皮散之类，五七贴。雀子斑用小竹棒儿挑药点患处，才觉微肿，即洗去，不洗去恐力太猛。

【功效】除痣，去赘肉。

【主治】酒渣鼻，并鼻上赘肉，及面上雀子斑等疾，亦可点痣。

【来源】《奇效良方》

经验方4

【组成】猪牙皂、山柰各二钱，白丁香（雀粪直立者是）、连翘心各三钱，白附子、白芷、白僵蚕各四钱。

【用法】先以肥皂去面垢，洗净，生蜜少许，调药敷过夜，早晨洗去。

【功效】消斑除痣。

【主治】雀子斑。

【来源】《秘方集验》

经验方5

【组成】桑柴白灰一升，风化石灰一升。

【用法】用新鲜铁甲威灵仙煎浓汤，将前二灰淋取汁，再熬作稠膏，瓷罐贮之，点患处即愈，不必挑破。此药遇赘肉即去，好肉即止。

【功效】除痣消疣。

【主治】点痣及一切赘瘤息肉、脚上鸡眼等症。

【来源】《菉竹堂集验方》

第四节　痤　疮

痤疮是发生于毛囊皮脂腺的一种慢性炎症性疾病，以累及青少年为主。好发于颜面或胸背等皮脂腺分泌较多部位。中医学认为此病多由素体阳热偏盛，肺经蕴热，复受风邪，熏蒸面部而发；或过食辛辣肥甘厚味，助湿化热，湿热互结，上蒸颜面而致；或脾气不足，运化失常，湿浊内停，郁久化热，热灼津液，煎炼成痰，湿热瘀痰凝滞肌肤而发。

一、内服方

枇杷清肺饮

【组成】生晒参1.5克，炙枇杷叶10克，生甘草1.5克，黄连5克，桑白皮10克，黄柏5克。

【用法】水煎服，每天2次，每日1剂。

【功效】疏风清肺。

【主治】痤疮属肺经风热者。

【来源】中华中医药杂志，2016，31（02）

泻白散

【组成】桑白皮、地骨皮各15克，黄芩、知母、麦冬、五味子各10克，桔梗6克。

【用法】水煎服，每天2次，每日1剂。

【功效】清热泻肺宣气。

【主治】痤疮属肺经蕴热者。

【来源】四川中医，2003（08）

茵陈蒿汤

【组成】绵茵陈10克，黄芩10克，黄柏10克，栀子10克，制大黄6克，丹参20克，葛根10克，白花蛇舌草15克，山楂20克，陈皮6克，橘叶10克，连翘20克，生甘草6克。

【用法】水煎服，每天2次，每日1剂。

【功效】清热除湿解毒。

【主治】痤疮属脾胃湿热者。

【来源】云南中医中药杂志，2010，31（02）

海藻玉壶汤

【组成】海藻、浙贝母、昆布、当归各20克，半夏、赤芍、白花蛇舌草各15克，丹参、陈皮、海带、川芎各10克，夏枯草、青皮、甘草各8克。

【用法】水煎服，每天2次，每日1剂。

【功效】涤痰化瘀，活血清热。

【主治】痤疮属血瘀痰凝者。

【来源】中国皮肤性病学杂志，2018，32（01）

桃红四物汤

【组成】桃仁15克，红花15克，半夏15克，橘红15克，当归15克，熟地黄15克，川芎15克，白芍15克，白茯苓9克，甘草（炙）4.5克。

【用法】水煎服，每天2次，每日1剂。

【功效】除湿化痰，活血散结。

【主治】痤疮属痰湿瘀滞者。

【来源】湖南中医杂志，2017，33（02）

加味逍遥散

【组成】金银花、连翘、柴胡、皂角刺、败酱草、白芷、防风、荆芥各10克，当归、白术、茯苓、生地黄各15克，甘草5克。

【用法】水煎服，每天2次，每日1剂。

【功效】调和冲任，理气活血。

【主治】痤疮属冲任不调者。

【来源】四川中医，2007（10）

黄连上清丸

【组成】黄连250克，石膏、薄荷、防风、川芎、黄柏、甘草各1000克，大黄8000克，菊花4000克，蔓荆子、黄芩、连翘、栀子、荆芥穗、桔梗、白芷各2000克，旋覆花500克。

【用法】蜜丸剂或水丸，每丸重9克，每次1丸。

【功效】清热散风，泻火通便。

【主治】风火上扰，实热内结所致痤疮，伴见目赤咽痛，头昏耳鸣，口舌生疮，牙龈肿痛，暴发火眼，大便秘结，小便黄赤等。

【来源】《全国中药成药处方集》

凉血清肺饮

【组成】生地黄一两，牡丹皮三钱，赤芍三钱，黄芩三钱，知母三钱，生石膏一两，桑白皮三钱，枇杷叶三钱，生甘草二钱。

【用法】水煎服。

【功效】凉血清肺。

【主治】痤疮，酒渣鼻。

【来源】《中医大辞典》

补阴八珍汤

【组成】当归、川芎、熟地黄、芍药、人参、白术、茯苓、甘草、黄柏（酒炒黑）、知母（酒炒）各七分。

【用法】水煎服。

【功效】补气养血，益阴清热。

【主治】瘰疬痤疮，发热作渴，日晡颊赤，属足三阴虚者。

【来源】《外科枢要》

桦皮散

【组成】杏仁（去皮尖，用水一碗，于银铫子内熬，候水减一半以来，取出放令干）、荆芥穗各二两，枳壳（去瓤，用炭火烧存性，取出于湿纸上令冷）、桦皮（烧成灰）各四两，甘草（炙）半两。

【用法】上药除杏仁外，余药都捣罗为末，却将杏仁别研令极细，次用诸药末旋旋入研令匀。每服二钱，食后温酒调下，日进三服。疮疥甚者，每日频服。

【功效】祛风解毒，止痒疗疮。

【主治】肺脏风毒，遍身疮疥，及瘾疹瘙痒，搔之成疮，又治面上风刺，及妇人粉刺。

【来源】《太平惠民和剂局方》

五参丸

【组成】人参、丹参各一钱，苦参、沙参、玄参各一两。

【用法】上为末，用胡桃仁五钱，重杵碎为丸，如梧桐子大，每服三十丸，茶汤送下，日进三服，食后服。

【功效】去粉刺。

【主治】酒刺，面疮。

【来源】《普济方》

消风散

【组成】桔梗、甘草、柴胡、黄连、栀子、黄芩、防风、川芎、薄荷、葛根、黄柏、枳壳、天花粉、枇杷叶。

【用法】水一盅，酒半盅煎，食远热服。

【功效】去肺风毒。

【主治】面鼻生疮，粉刺。

【来源】《仁术便览》

沤子

【组成】檀香二两，沉香一两，菊花一两，滑石一两，红枣肉，猪胰子（黄酒洗去油）一付，赤爬一枚，白蜜八两。

【用法】上用黄酒二大碗，煎熬数沸，滤去渣，入蜜再熬二三沸。

【功效】辟秽香肤，清热杀虫。

【主治】面生黑皯，或生小疙瘩，或生痤痱、粉刺，并皮肤瘙痒。

【来源】《太医院秘藏膏丹丸散方剂》

黄芩清肺饮

【组成】川芎、当归、赤芍、防风、生地黄、干葛、天花粉、连翘、红花各一钱，黄芩二钱，薄荷五分。

【用法】水二盅，煎八分，食后服，用酒一杯过口。

【功效】去粉刺。

【主治】肺风粉刺，酒渣鼻，初起红色，久则肉胞发肿者。

【来源】《方剂辞典》

连翘散

【组成】连翘、川芎、白芷、黄连、苦参、荆芥、贝母、甘草、桑白皮、栀子。

【用法】上锉，水煎，食后临卧服。

【功效】去粉刺。

【主治】面生谷嘴疮（俗名粉刺）。

【来源】《古今医鉴》

升麻白芷汤

【组成】升麻、防风、白芷各一钱，芍药、苍术各三分，黄芪、人参各七分，葛根一钱半，甘草四分。

【用法】上锉一剂，姜枣煎服。宜早后午前，取天气上升于中，使阳达于面也。

【功效】清阳明之热。

【主治】面唇紫黑，兼治粉刺。

【来源】《万病回春》

清肺散

【组成】连翘、川芎、白芷、黄连、苦参、荆芥、桑白皮、黄芩、栀子、贝母、甘草各等份。

【用法】上锉一剂，水煎，临卧服。

【功效】去粉刺。

【主治】面上生谷嘴疮（俗名粉刺）。

【来源】《万病回春》

益肾保元丹

【组成】生地黄（真怀庆者皮上有疙瘩，掐开内红紫色者佳，酒洗净，竹刀切片，用少壮妇人乳汁一盅，好酒一盅，拌匀浸一日，入砂锅内微炒，不住手拨，将半燥取起，日晒夜露干）八两，白茯苓（坚白者，去皮，用地黄为末，绢包之，藏于糯米饭内蒸一熟，如此配合引地黄入黄庭宫）四两，山茱萸（红润者佳，温水洗净，去核取肉）五两，泽泻（白色不蛀者佳，去毛，用山茱萸为末，绢包，饭上蒸一熟，配山茱萸入丹田则不为渗矣）三两，

干山药（怀庆者佳，为末）五两，牡丹皮（去骨，温水洗净，乘湿拌山药末，绢包，砂锅内白汤蒸一熟，晒干为末，引山药入胞络而生精血也）四两，菟丝子（水淘净，用青盐三钱煎汤煮菟丝子，烘干）四两，楮实子（水淘净，炒，研）三两，覆盆子（水洗净，微炒，研）二两，甘枸杞子（去蒂，净末）四两，柏子仁（微炒，另研）二两。

【用法】上共为末，用蜜二十两，炼将熟，以浮小麦面四两，又芡实子粉四两，少壮妇人乳汁三盏，入水二盅打匀，复炼极熟，和药杵千余下，丸如梧子大，晒干。每服空心一百丸，淡盐汤送下，随即纳煮熟去心、皮莲肉十余个，或龙眼之类，以助药力入肺与下元也，栗子亦好。

【功效】大补元气，培填虚损。

【主治】元气虚败，或遗精盗汗，神疲力怯，饮食不生肌肉，面白，五心发热，夏先畏热，冬又怕寒，腰疼膝重，头晕目眩；或劳汗当风，面出粉刺。

【来源】《济世全书》

胡麻散

【组成】胡麻子（赤色扁者佳，另研）五两，白芷二两，何首乌二两，防风二两，蔓荆子二两半，甘菊花一两，苦参（酒炒）三两，威灵仙二两，升麻二两，当归二两，牛蒡子（微炒）二两，川芎二两，白蒺藜三两，荆芥穗三两，薄荷二两，黄芩（酒炒）二两，黄连（酒炒）二两，白芍（酒炒）二两。

【用法】上为细末，每服三钱，食远服。秋分后至春分白酒调服。春分后至秋分茶调服。或用米糊细细丸，食远白汤下。

【功效】去粉刺，除癣。

【主治】紫白癜风并癣，面上酒渣（粉刺，面刺）。

【来源】《济世全书》

犀角升麻丸

【组成】犀角（水牛角代）一两五钱，升麻一两，羌活一两，防风一两，白附子五钱，白芷五钱，生地黄一两，川芎五钱，红花五钱，黄芩五钱，甘草（生）二钱五分。

【用法】各为细末，和匀，蒸饼为小丸，每服二钱，食远临卧，用茶清送下。

【功效】疏风散邪，凉血行瘀。

【主治】雀斑，粉刺。

【来源】《医宗金鉴》

枇杷叶丸

【组成】枇杷叶（去毛刺）八两，黄芩（酒炒）四两，甘草一两，天花粉四两。

【用法】共为末，酒为丸，桐子大，每服一钱五分，食后并临睡白滚汤、茶汤俱可送下。忌火酒、煎炒。

【功效】清肺降火。

【主治】肺风粉刺，酒渣鼻，初起红色，久则肉胞发肿者。

【来源】《中医大辞典》

枇杷清肺散

【组成】枇杷叶、桑白皮（鲜者更佳）各二钱，黄连、黄柏各一钱，人参、甘草各三分。

【用法】水煎，空腹服。

【功效】清肺泻火。

【主治】肺风酒刺。症见粉刺，颜面及胸背丘疹，周围色红，挑破挤压有白色粉状糊汁等。

【来源】《外科大成》

二、外用方

颠倒散

【组成】大黄120克，硫黄120克。

【用法】研末，用凉开水或茶水调敷，每日2次；或配成30%的洗剂外搽，每日晚上涂搽，次晨洗掉。

【功效】清热解毒，破瘀活血，脱脂除垢。

【主治】痤疮、脂溢性皮炎、酒渣鼻等。

【来源】北京中医药，2018，37（06）

痤疮一号散

【组成】黄连1.5克，大黄2.5克，茯苓2.5克，虎杖2.5克，苦参2.5克，丹参2.5克，血竭1克，硫黄（研极细）1克。

【用法】痤疮一号散配方粉末加入适量蒸馏水调匀成糊状，敷于患者面部，避开眼周，30分钟后用清水洗净。每周2次，8次为1个疗程。

【功效】清热解毒，化瘀散结。

【主治】痤疮。

【来源】内蒙古中医药，2017，36（20）

清痤养颜面膜

【组成】杏仁20克，桑白皮20克，白芷20克，僵蚕20克，野菊花10克，穿心莲20克，十大功劳20克，冬瓜仁10克，乳香10克，

丹参10克，大黄6克，冰片2克，薄荷10克等。

【用法】先用温水清洁面部皮肤，然后用温开水将适量清痤养颜面膜药末调成糊状，待温度适宜后均匀涂敷于面部30分钟，同时予间断蒸汽喷雾，结束后用温水洗净药末即可。

【功效】清肺散风，清热解毒，凉血祛湿。

【主治】痤疮。

【来源】广西中医药，2014，37（04）

洗面药

【组成】皂角三斤，升麻八两，楮实子五两，绿豆、白及、白芷、天花粉各一两，甘松、砂仁、白丁香各五钱，山柰三钱。

【用法】上为末，糯米饭捣丸，如弹子大。量用洗面。

【功效】除面垢。

【主治】面生小疮，或生痱痤、粉刺，皮肤瘙痒，面垢。

【来源】《医灯续焰》

治面方

【组成】白及二两半，白术五两，白芷二两，细辛二两，白附子（生用）二两，防风（去芦头）二两，白矾一两半，当归一两，藁本一两半，川芎一两半，白茯苓三（二）两，白石脂二两，土瓜根二两，蕤仁二两，葳蕤二两，白玉屑（细研）半两，琥珀末半两，珍珠末半两，钟乳粉半两。

【用法】上药捣罗细研为末，取鸡子白，并蜜等份和，捻作挺子，入布袋盛，悬挂门上，阴干，六十日后如铁，即堪用，再捣研为末，每夜用浆水洗面，即以面脂调药涂之，经六十日，面如新剥鸡子。

【功效】美容，消粉刺。

【主治】粉刺。

【来源】《太平圣惠方》

治粉刺方

【组成】朱砂一两，雄黄一两，密陀僧一两，麝香半两。

【用法】上件药，同研令细，用面脂调，夜时匀以涂面，至明以温浆水洗之。

【功效】消斑，去粉刺。

【主治】面上粉刺，及黑斑。

【来源】《太平圣惠方》

治面上粉刺红膏

【组成】朱砂一两，麝香半两，牛黄半分，雄黄三分。

【用法】上件药，都细研令匀，以面脂和为膏，匀敷面上，避风，经宿粉刺自落。

【功效】除粉刺。

【主治】面上粉刺。

【来源】《太平圣惠方》

治粉刺面生蝇浬方

【组成】黄芪（锉）二两半，白术二两半，白蔹二两半，葳蕤一（二）两半，商陆一两，鸬鹚粪一两，鹰粪白一两，防风（去芦头）一两半，川芎一两半，白芷一两半，细辛一两半，木香一两，白附子一两半，杏仁（汤浸，去皮，别研如膏）一两半。

【用法】上药捣罗为末，以鸡子白都和作挺子，曝干。以浆水研涂面，夜敷朝洗。

【功效】去粉刺。

【主治】粉刺。

【来源】《太平圣惠方》

治粉刺及面疮方

【组成】黄连二两，粳米二两，赤小豆二两，吴茱萸（炒黄）一分。

【用法】上药捣罗为末，和研令匀，入生麻油，调稀稠得所，浆水洗疮，拭干，日再敷之。

【功效】去粉刺。

【主治】粉刺，面疮。

【来源】《太平圣惠方》

治面粉刺及皯方

【组成】三年醋二升，鸡子五枚。

【用法】以三年醋二升，渍鸡子五枚，经七日，鸡子当如泥，去醋，倾于瓷器中，和研如膏，瓷瓶盛，盖口，于五斗米下蒸之，米熟药成，封之勿泄气。夜欲卧时，涂面。旦以浆水洗之。

【功效】去粉刺。

【主治】粉刺。

【来源】《太平圣惠方》

硫黄膏

【组成】生硫黄、香白芷、栝楼根各半钱，芫青（去翅足）七个，全蝎一个，蝉蜕（洗去泥）五个。

【用法】上为末，麻油、黄蜡约度如合面油多少，熬熔，取下离火，入诸药在内，如法涂之。一方加雄黄、蛇床子各少许。

【功效】消肿去疮，除粉刺。

【主治】面部生疮，或鼻脸赤风刺。

【来源】《世医得效方》

硫黄散

【组成】生硫黄一钱，杏仁（去皮）二十七个。

【用法】上为末，生饼药调，临卧时涂，早则洗去。

【功效】去粉刺。

【主治】酒渣鼻，及妇人鼻上生黑粉刺。

【来源】《世医得效方》

防风膏

【组成】防风、藁本、辛夷、芍药、当归、白芷、牛膝、商陆、细辛、川芎、独活、葳蕤、木兰皮、蕤仁各二两，杏仁、丁香、鸡舌香、零陵香、珍珠屑、麝香各一两，油一斤，獐髓、鹿髓、牛髓各一升，蜡四两。

【用法】上先将髓以水浸，令白取出，除珍珠屑、麝香外，余药并锉碎，次将油、髓、蜡入锅中，熬令消，入诸药，用文火煎之，若白芷色黄，量稀稠得所，以新绵滤去滓，方将珍珠屑、麝香别研为细末，入前汁中熬成膏，贮瓷器内，临卧涂面上，旦起以温水洗去，避风日妙。

【功效】去粉刺，光泽面皮。

【主治】风泙粉刺。

【来源】《圣济总录》

赤膏

【组成】光明砂四分，麝香二分，牛黄半分，雄黄三分。

【用法】上研如粉，面脂一升，纳药中和搅令匀，如敷面脂法。香浆水洗，涂药避风，经宿粉渣如蔓荆子状自落。

【功效】除粉刺。

【主治】面上风刺，粉刺。

【来源】《普济方》

肥皂丸

【组成】天南星、朴硝各半两，巴豆七枚，白梅肉一两。

【用法】上为细末和匀，将肥皂角一个，酌量大小入药，在肥皂角内，麻线扎定，湿纸煨香熟取出，入消风散一贴，烂捣成膏，丸如弹子大，每日用之洗，欲入诸香，随意加之。

【功效】去粉刺。

【主治】风刺、粉刺、雀斑、面上细疮等。

【来源】《普济方》

红膏

【组成】朱砂一两，麝香、牛黄各半两，雄黄三分。

【用法】上细研令匀，以面脂和为膏，匀敷面上，避风经宿，粉刺自落。

【功效】去粉刺。

【主治】面上粉刺。

【来源】《普济方》

玉盘散

【组成】糯米二升，皂角二斤，干楮实一斤，黄明胶一斤，白及、白蔹、白芷、白术、藁本、川芎、细辛、甘松、零陵香、白檀香各一两。

【用法】上为粗末，相合成澡豆，皂角末别入，看紧慢添减，以洗面不炽为度。或加白丁香、杏仁、鸡子清，调涂。过夜者专去风刺。

【功效】去粉刺。

【主治】风刺。

【来源】《普济方》

肥皂方

【组成】角子糯肥皂（去核）一斤十二两，真排草（如铁线者佳）一两五钱，绿升麻四两，白及五钱，楮实子二两五钱，白芷五钱，砂仁（带壳）五钱，糯米（另研）半升，绿豆（另研）五钱，天花粉五钱，白丁香二钱半，杏仁（去皮，研如泥）一两五钱，猪胰子（另研）五个，甘菊花五钱，红枣肉（去皮、核）一两五钱，零陵香五钱，大片脑、藿香各三钱，广木香三两，梅桂七钱，南桂花一两半。

【用法】上为末，加蜂蜜半斤，金酒一盅，量末均调，得所捣为丸，龙眼大。照常洗面，润开搽脸。

【功效】去垢润肌驻颜。

【主治】粉刺、花斑、雀子斑，及面上黑䵟，皮肤燥痒。

【来源】《鲁府禁方》

玉容散

【组成】白附子二钱，细辛一钱，白芷一钱，白蔹一钱，白及一钱，防风一钱，荆芥一钱，僵蚕一钱，栀子（生）一钱，藁本一钱，天麻一钱，羌活一钱，独活一钱，檀香一钱，菊花一钱，枯矾一钱，甘松二钱，山柰二钱，红枣八个。

【用法】每清晨洗面。

【功效】美容，去粉刺。

【主治】面生黯黯，或生小疮，或生痤痱、粉刺之类，并皮肤瘙痒。

【来源】《太医院秘藏膏丹丸散方剂》

治粉刺雀斑黑点神效方

【组成】白丁香一钱，山柰二钱，甘松二钱，白附子（竹节者佳）二钱，杏仁一钱，猪胰子五钱，干桂花二钱，玫瑰肩二钱。

【用法】共为细末，再用肥皂角（去核边，净肉）半斤和捣，加绿豆粉、白蜜为丸，日用洗面神验。

【功效】去粉刺消斑。

【主治】粉刺，雀斑，黑点。

【来源】《经验良方全集》

革丹散

【组成】黄革丹二钱半，硇砂五分，巴豆肉（去油）十个，酒饼药一钱半。

【用法】上药同入罐子中，以慢火熬三四沸取下，续入研细石灰三钱、鸡子清和匀毕。凡酒渣鼻以鹅毛蘸扫红处，日一次。粉刺、雀斑，小竹杖挑药点，才见微肿便洗去。鼻上肉赘敷之，半月取出，脓血自成痂落矣。

【功效】祛斑消赘疣。

【主治】一切酒渣并鼻上赘肉，面生粉刺、雀斑。

【来源】《古今医统大全》

莹肌如玉散

【组成】楮实子五两，白茎一两，升麻（内白者）半两，甘松七钱，白丁香、砂仁（连皮）各半两，糯米（为末）一升二合，山柰三钱，绿豆（研为末）五两，肥皂角（水湿炙干，再湿再炙，去皮及籽，得二斤为末，另筛入药）三斤。

【用法】上六味为末，入糯米粉、绿豆末、皂角末同和匀擦面。

【功效】去垢腻，润泽肌肤。

【主治】粉刺。

【来源】《古今医统大全》

崔氏澡豆方

【组成】白芷七两，川芎五两，皂荚末四两，葳蕤、白术各五两，蔓荆子二合，冬瓜仁五两，栀子仁三合，瓜蒌仁三合，荜豆三升，猪脑一合，桃仁（去皮）一升，鹰屎三枚，商陆（细剉）三两。

【用法】上十四味，诸药捣末，其冬瓜仁、桃仁、栀子仁、瓜蒌仁别捣如泥，其猪脑、鹰屎合捣令相得，然后下诸药，更捣令调，以冬瓜瓤汁和为丸，每洗面，用浆水，以此丸当澡豆，用讫，敷面脂如常妆饰，朝夕用之，亦不避风日。

【功效】悦面色，去粉刺。

【主治】粉刺。

【来源】《外台秘要》

真君妙贴散

【组成】白灰面、荞麦粉各五两，净硫黄十两。

【用法】共研极细，井水拌湿，要干燥得宜，擀成薄片，卷起略晒，外用薄皮纸包，挂风中阴干。临用，量疮大小研末，水调成膏敷贴，如皮破血流、湿烂粉刺用麻油调，天疱火丹用靛汁调。

【功效】解毒消痈。

【主治】痈疽诸毒，顽硬恶疮，漫不作脓，敷此不痛者即痛，痛者即止，并治皮破血流，湿烂痛苦，天疱火丹，肺风粉刺。

【来源】《外科备要》

改容丸

【组成】大贝母（去心）、白附子、防风、白芷、菊花叶、滑石各五钱。

【用法】上为细末，用大肥皂十荚，蒸熟去筋膜，捣，和药为丸，早晚洗面。

【功效】疏风清热。

【主治】风热上攻所致雀斑、粉刺。

【来源】《医学心悟》

去斑膏

【组成】大风子仁、杏仁、核桃仁、樟脑各六钱。

【用法】将三仁同捣极细，加樟脑，一同研细如泥，如太干，加麻油少许调匀。每日搽擦1次（先涂小片，观察有无过敏反应）。

【功效】润肌消斑。

【主治】酒渣鼻，粉刺，黄褐斑。

【来源】《中医大辞典》

长春散

【组成】甘松、藁本、藿香、白附子、细辛、广陵香、小陵苓、茅香、白檀、山柰、川芎、白芷各二两，白丁香、白及、白蔹各三两，栝楼根、楮实各四两，滑石半斤，韶脑半斤（两），牵牛四两，皂角二（三）斤半，绿豆一升。

【用法】上为细末，加白面一斤，和匀一处，后入韶脑再和匀用。

【功效】去粉刺。

【主治】粉刺。

【来源】《普济方》

第五节 面色黑变

皮肤黑变病是一种色素障碍性皮肤病，主要损害是成片的淡褐色至深褐色斑，好发于面、颈部，偶可累及上胸部、臂部。中医学认为本病多因脾虚不能化生精微，气血亏虚，肌肤失养；或因肾虚水亏不能制火，以致燥结所致。

一、内服方

化斑解毒汤

【组成】荆芥10克，黄芩10克，黄连10克，生石膏50克，牡丹皮10克，升麻10克，牛蒡子10克，明玉竹30克，冬瓜仁30克，水蛭15克。

【用法】水煎服，每天2次，每日1剂。

【功效】理气活血，解毒化瘀。

【主治】黑变病属阳毒血热火郁者。

【来源】黑龙江中医药，2012，41（06）

补阳还五汤加减

【组成】炒柴胡15克，当归12克，赤芍15克，生黄芪15克，白术15克，桃仁10克，红花10克，生地黄15克，紫草15克，水蛭15克。

【用法】水煎服，每天2次，每日1剂。

【功效】理气活血，解毒化瘀。

【主治】面部黑变病属肝气郁结者。

【来源】黑龙江中医药，2012，41（06）

知柏地黄汤

【组成】山药、丹参各15克，知母、黄柏、生地黄、玄参、茯苓、山茱萸、牡丹皮、泽泻、防风各10克。

【用法】水煎服，每天2次，每日1剂。

【功效】滋阴补肾，活血祛斑。

【主治】面部黑变病属肾阴虚者。

【来源】新中医，2020，52（06）

六味地黄汤合桃红四物汤

【组成】毛冬青30克，赤芍、熟地黄、山药各15克，桃仁、牡丹皮、生地黄、防风、茯苓、泽泻、红花各10克。

【用法】水煎服，每天2次，每日1剂。

【功效】补肾活血退斑。

【主治】面部黑变病属肾虚血瘀者。

【来源】新中医，2020，52（06）

二、外用方

祛斑洗剂

【组成】白薇、白附子、白鲜皮、白及、白僵蚕、白芷、白术、白蔹、白扁豆各10克。

【用法】煎汤外洗，2日1剂，每日洗2次，每次10分钟。

【功效】美白祛斑。

【主治】面部黑变病。

【来源】皮肤病与性病，2005（02）

第六节　白屑风

白屑风是一种以皮肤油腻瘙痒潮红或起白屑为主要表现的慢性皮肤病。中医学认为其发病或由素体湿热内蕴，风热之邪外袭，郁久耗伤阴血，阴伤血燥而致；或平素血燥之体，复感风热之邪，血虚生风，风热燥邪郁阻肌肤，肌肤失于濡养而致；或由于恣食肥甘油腻、辛辣之品，以致脾胃运化失常，化湿生热，湿热蕴阻肌肤而成。

一、内服方

清热除湿汤

【组成】龙胆10克，黄芩10克，白茅根30克，生地黄15克，大青叶15克，车前草30克，生石膏30克，六一散（布包）30克。

【用法】水煎服，每天2次，每日1剂。

【功效】清热，利湿，凉血。

【主治】白屑风属湿热内蕴，热重于湿者。

【来源】《简明中医皮肤病学》

清脾除湿饮

【组成】赤茯苓皮15克，生白术10克，黄芩10克，栀子6克，泽泻6克，茵陈6克，枳壳6克，生地黄12克，竹叶6克，灯心草3克，生甘草10克。

【用法】水煎服，每天2次，每日1剂。

【功效】健脾利湿，佐以清热。

【主治】白屑风属湿重于热者。

【来源】《简明中医皮肤病学》

当归饮子

【组成】当归12克，生地黄15克，何首乌15克，川芎6克，赤芍10克，白芍10克，牡丹皮10克，天花粉10克，威灵仙15克，刺蒺藜15克。

【用法】水煎服，每天2次，每日1剂。

【功效】养血润燥，祛风止痒。

【主治】风燥所致白屑风。

【来源】《简明中医皮肤病学》

知柏地黄汤

【组成】知母15克，黄柏15克，生地黄15克，山药20克，山茱萸10克，茯苓20克，泽泻15克，牡丹皮15克，川芎6克，丹参30克，刺蒺藜30克，白鲜皮15克，蝉蜕6克。

【用法】水煎服，每天2次，每日1剂。

【功效】滋阴清热，活血祛风。

【主治】脂溢性皮炎属阴虚血燥者。

【来源】中医学报，2015，30（06）

三皮汤

【组成】桑白皮15克，地骨皮15克，牡丹皮10克，生地黄15克，黄芩10克，白花蛇舌草20克，夏枯草15克，焦山楂10克，丹参15克，刺蒺藜15克，桔梗10克。

【用法】水煎服，每日3次，每次100毫升。

【功效】清宣肺热，凉血解毒化瘀。

【主治】脂溢性皮炎属肺胃热盛者。

【来源】四川中医，2018，36（08）

乌蛇止痒丸

【组成】乌梢蛇、蛇床子、人工牛黄、当归、牡丹皮、苦参、防风、苍术、人参须。

【用法】水丸剂。口服，每次2.5克（约20丸），每日3次，温开水送服。

【功效】养血祛风，化湿止痒。

【主治】阴血不足兼外风侵袭所致荨麻疹、白屑风、妇女阴痒等瘙痒性皮肤病。

【来源】《中医大辞典》

祛风换肌丸

【组成】威灵仙、石菖蒲、何首乌、苦参、牛膝、苍术、大胡麻、天花粉各等份，甘草、川芎、当归各减半。

【用法】上为末，新安酒为丸，绿豆大，每服二钱，白汤送下。忌牛肉、火酒、鸡、鹅、羊等发物。

【功效】养血祛风，清热燥湿。

【主治】白屑风及紫白癜风，顽风顽癣，湿热疮疥等。

【来源】《外科正宗》

二、外用方

参柏洗方

【组成】苦参30克，黄柏30克，黄连15克，百部20克，大黄15克，蒲公英30克，侧柏叶20克，荆芥15克，防风15克，地肤子30克，甘草10克。

【用法】将中药煎汤取2000毫升，待适宜温度，用中药水揉洗头发，用指腹按摩头部，使药液与头皮充分接触，搓揉10分钟，不用清洗，待干，每周用药两次。

【功效】清热燥湿，解毒消炎。

【主治】脂溢性皮炎属湿热蕴结证者。

【来源】黑龙江中医药大学（学位论文），2019

香柏酊

【组成】香附、侧柏叶、苦参、百部、皂角刺、薄荷、土荆皮各10克。

【用法】粉碎，过100目筛，加入65%乙醇至100毫升，浸渍2周，滤过即得。用棉球蘸取涂于患处，每日早晚各1次。

【功效】清热解毒，收敛散风，杀虫止痒。

【主治】脂溢性皮炎属湿热者。

【来源】北京中医药，2019，38（02）

桑鱼洗剂

【组成】桑白皮30克，鱼腥草30克，首乌藤30克，川椒15克，明矾15克，皂角15克，白鲜皮20克，白芷15克，王不留行30克。

【用法】水煎2次，取汁2000毫升，浴头并按摩，每周2次，每次15分钟，药汁在头皮上保留5分钟后冲洗干净。

【功效】清热燥湿，祛风杀虫止痒。

【主治】白屑风。

【来源】中国麻风皮肤病杂志，2011，27（08）

桑倍洗剂

【组成】桑白皮、五倍子、蔓荆子、山豆根各30克。

【用法】用水煎煮后放温，待患者洗净头后用药汁浸泡头皮10分钟，不用清洗，自然干即可。

【功效】清热燥湿。

【主治】白屑风。

【来源】内蒙古中医药，2014，33（35）

桑芩洗方

【组成】桑叶200克，黄芩50克，藿香50克。

【用法】药物盛入适宜的容器（如搪瓷、不锈钢容器或砂罐等），加入三倍于药物的凉水浸泡2小时后煎煮2次，每次煎煮20分钟，将2次上清液合并后加入150毫升食用白醋。先用洗发水将头发清洗干净，后用煎煮好的药液外洗头发和头皮20分钟，自然晾干，3日1次。

【功效】疏散风热，祛湿止痒。

【主治】白屑风。

【来源】中国民族民间医药，2014，23（03）

松叶膏

【组成】松叶半斤，天雄（去皮脐）半两，松脂半两，杏仁（汤浸，去皮尖）半两，白芷二两，莽草半两，甘松香半两，零陵香半两，甘菊花半两，秦艽（去苗）一两，独活一两，辛夷一两，香附一两，藿香一两，川乌头（去皮脐）半两，川椒（去目）一两半，川芎一两半，沉香一两半，木香一两半，牛膝（去苗）一两半，踯躅花一两。

【用法】上药，细锉，以醋五升，浸一宿，滤出，以生麻油六升，煎醋味尽，候白芷色焦黄，即膏成，滤去滓，瓷器中盛，旋取摩头发根下，日夜三两度妙。

【功效】祛风止痒。

【主治】白屑风。

【来源】《太平圣惠方》

生发膏

【组成】蔓荆子、附子、细辛、续断、零陵香、皂荚仁、泽兰、防风、杏仁、藿香、白芷各二两，松叶、石楠各二两，莽草一两，马鬐膏、猪脂、松膏各二斤（升），熊脂三斤（升）。

【用法】上㕮咀，以清醋三升，渍药一宿，明旦以马鬐膏等，微火煎三上三下，以白芷色黄膏成。

【功效】泽发止痒。

【主治】白屑风。

【来源】《普济方》

玉肌散

【组成】绿豆粉半斤，滑石一两，白芷一两，白附子五钱。

【用法】共为末，每日数匙，早晚洗患处。

【功效】清热祛湿止痒。

【主治】治一切风湿，雀斑，酒刺，白屑风，皮肤作痒。

【来源】《奇方类编》

延年松叶膏

【组成】松叶（切）一升，天雄（去皮）、松脂、杏仁（去皮）、白芷各四分，莽草、甘松香、零陵香、甘菊花各一两，秦艽，独活、辛夷仁、香附、藿香各二两，乌头（去皮）、蜀椒、川芎、沉香、青木香、牛膝各三两，踯躅花（并锉）一两半。

【用法】上二十一味吹咀，以苦酒三升，浸一宿，以生麻油一斗，微火煎三上三下，苦酒气尽，膏成，去滓，滤盛贮，以涂发根，日三度摩之。

【功效】祛风止痒。

【主治】白屑风。

【来源】《外台秘要》

白屑散

【组成】白附子三两，土硫黄二两，矾石二两，侧柏叶一两五钱，百药煎八两，甘松香四钱，山柰三两，龙脑一钱。

【用法】上八味，研筛，分发擦之，以瘥为度。

【功效】祛风止痒。

【主治】白屑风。

【来源】《婴儿论》

白屑风酊

【组成】蛇床子一两三钱，苦参一两三钱，土荆皮七钱，薄荷脑三钱。

【用法】将蛇床子、苦参、土荆皮共研成粗粉，用75%乙醇适量，先将药粉渗透，放置6小时，然后加入75%乙醇一碗，依照渗漉分次加入法，取得酊剂约三碗（不足之数可以加入75%乙醇补足），最后加入薄荷脑即成。擦患处，每日2~5次，有糜烂者禁用。

【功效】清热燥湿，祛风止痒。

【主治】湿热蕴郁，肌肤失养之白屑风。

【来源】《中医外科临床手册》

颠倒散

【组成】大黄、硫黄。

【用法】上药各等份，共研细末，凉水调敷，每日1次或2~3次。

【功效】清热解毒，凉血散瘀。

【主治】白屑风。

【来源】《中医大辞典》

第七节　面红及面部毛细血管扩张

面红是指面部阵发性潮红，面部毛细血管扩张是指面部皮肤出现多少不等的红丝，有的交织如网，长期不退，俗称面部红血丝。中医学认为面色红赤多由血热或胃热所致，与肺、脾、胃的关系较为密切。

一、内服方

解毒清肺饮

【组成】金银花30克，连翘15克，重楼15克，蒲公英15克，枇杷叶15克，黄芩15克，桑白皮15克，白花蛇舌草15克，牡丹皮15克，赤芍15克，丹参15克，白芷15克，薏苡仁30克，甘草10克。

【用法】水煎服，每天2次，每日1剂。

【功效】清热泻火，解毒消痈。

【主治】酒渣鼻属热毒蕴肤者。

【来源】黑龙江中医药大学（学位论文），2017

玫瑰玉容汤

【组成】桑白皮10克，枇杷叶10克，白鲜皮15克，凌霄花3克，金银花15克，黄芩10克，苦参12克，玫瑰花3克，赤芍10克，生地黄10克，茯苓15克，合欢花3克，赤小豆15克，薏苡仁20克，怀山药20克，甘草5克。

【用法】水煎服，每天2次，每日1剂。

【功效】疏风清热，凉血解毒，活血润肤。

【主治】酒渣鼻属肺经风热者。

【来源】湖南中医药大学（学位论文），2018

加味枳术丸

【组成】桑白皮15克，地骨皮15克，白花蛇舌草30克，枳壳10克，白术20克，生地黄15克，薏苡仁30克，牡丹皮10克。

【用法】水冲服，每日半剂，每日2次，150毫升开水冲服，饭后半小时饮用。

【功效】清泻肺胃，运脾除湿。

【主治】酒渣鼻属肺胃热盛者。

【来源】成都中医药大学（学位论文），2018

消斑解毒汤

【组成】枇杷叶10克，牡丹皮10克，大生地黄20克，泽泻10克，野菊花10克，黄连6克，黄芩10克，栀子10克，荷叶15克，山楂15克，茯苓10克，蒲公英10克，生石膏15克，水牛角15克，皂角刺10克，甘草6克。

【用法】水煎服，每天2次，每日1剂。

【功效】清热解毒，凉血消斑。

【主治】酒渣鼻属热毒蕴肤者。

【来源】江西中医药大学（学位论文），2019

凉血解毒汤

【组成】桑白皮20克，黄芩20克，栀子15克，金银花10克，连翘20克，蒲公英20克，紫花地丁20克，生地黄20克，牡丹皮20克，鸡冠花20克，玫瑰花20克，生槐花20克。

【用法】水煎服，每天2次，每日1剂。

【功效】清肺胃热，解毒凉血。

【主治】酒渣鼻属肺胃热盛者。

【来源】长春中医药大学（学位论文），2018

枇杷清肺饮

【组成】枇杷叶15克，党参12克，生甘草6克，桑白皮12克，黄连6克，黄芩9克，栀子12克，牡丹皮12克，赤芍12克，生地黄15克。

【用法】水煎服，每天2次，每日1剂。

【功效】清泻肺胃积热。

【主治】酒渣鼻属肺胃热盛者。

【来源】江西中医药大学学报，2017，29（02）

泻白散

【组成】地骨皮二钱，桑白皮二钱，甘草五分。

【用法】上为末，水一盏，煎六分服。

【功效】清泻肺热。

【主治】治肺火咳喘，面红，喉咽不清。

【来源】《医灯续焰》

人参汤

【组成】人参一两，地骨皮半两，青蒿二钱，栀子（去皮）半两，甘草（炙）一两。

【用法】上五味，粗捣筛，每服三钱匕，水一盏，小麦少许，煎至六分，去滓，不拘时候温服。

【功效】清热邪。

【主治】热劳，肌热烦躁，面红颊赤。

【来源】《圣济总录》

鳖甲汤

【组成】鳖甲（去裙襕，醋炙）、柴胡（去苗）、甘草（炙，锉）、半夏（生姜半两，同捣作饼子晒干，如此三次）、楝实（麸炒，去核）、黄芪（锉）、赤芍各一两，秦艽（去苗土）、人参、白术、白

茯苓（去黑皮）、桔梗（炒）、知母（焙）、枳壳（去瓤，麸炒）、熟干地黄（焙）、地骨皮、草豆蔻（去皮）、常山、乌梅（取肉）各半两，木香一分。

【用法】上二十味，粗捣筛，每服三钱匕，水一盏，入生姜二片，枣一枚劈破，同煎至七分，去滓温服，不拘时候。

【功效】清退虚热。

【主治】虚劳潮热，肌瘦咳嗽，骨节酸疼，面红颊赤。

【来源】《圣济总录》

当归补血汤

【组成】黄芪一两，当归（酒制）二钱。

【用法】上㕮咀，都作一服，水二盏，煎至一盏，去滓，稍热服之，空心服。

【功效】补气生血除热。

【主治】肌热燥热，目赤面红，烦渴引饮，昼夜不息，其脉洪大而虚，重按全无。

【来源】《仁斋直指方论》

如圣汤

【组成】白芍、川升麻各一两，甘草、紫草各五钱，干葛一两，木通（去皮节）五钱。

【用法】上锉散，每服二钱，水一中盏，入生姜二片，葱白二根，山楂子根三寸同煎，热服。壮热心烦，加人参、赤茯苓、石膏、麦冬（去心）。

【功效】清热。

【主治】身热如火，头痛，颊赤面红，呵欠，鼻疮。

【来源】《世医得效方》

补阴散

【组成】川芎一钱，地黄一钱，芍药（炒）一钱三分，当归一钱三分，黄柏（蜜水拌炒）七分，知母（蜜水拌炒）一钱，甘草（炙）五分，白术一钱三分，天冬（去心）一钱，陈皮七分，干姜（炒黑）三分。

【用法】姜三片，水煎服。

【功效】滋阴降火。

【主治】阴虚所致面红。

【来源】《仁术便览》

清肺抑火丸

【组成】黄芩二两，广陈皮二两，前胡二两，苦桔梗二两，知母两半，蜜桑白皮二两，麦冬一两半，天花粉一两半，玄参一两，云茯苓一两半，枳壳一两，干葛根一两半，栀子（炒）一两，生甘草一两。

【用法】共为细末，水泛为丸如梧桐子大，每服一钱或七八分，食远、临卧清茶送下。

【功效】清三焦之火，理胸膈之痰。

【主治】肺气不清，上焦邪热，咽喉肿痛，及牙齿疼痛，身热声哑，胸膈作痛，鼻衄出血，痰壅呕吐，鼻孔生疮，面红酒刺，咳嗽痰实等。

【来源】《太医院秘藏膏丹丸散方剂》

十味地黄丸

【组成】桂附地黄丸倍用桂、附，加芍药、玄参各四两。

【用法】上为末，炼蜜为丸，如梧桐子大。空心温水化下三丸。

【功效】滋阴补肾，清热泻火。

【主治】上热下寒，口舌生疮，面红目赤，齿牙浮动，服凉药更甚。

【来源】《时方歌括》

消风散火汤

【组成】天冬一钱五分，麦冬一钱五分，玄参二钱，茯苓二钱，桔梗一钱，柴胡一钱，薄荷一钱，蝉衣一钱，桑叶一钱，连翘一钱五分，牛蒡子三钱，瓜蒌皮二钱，竹叶十张，黑芝麻三钱。

【用法】水煎服。

【功效】清上焦火热。

【主治】风火相煽，面红目赤，口燥咽疼。

【来源】《诊验医方歌括》

二冬汤

【组成】麦冬一两，天冬四钱，茯苓一钱五分，车前子一钱。

【用法】水煎服。

【功效】滋阴清热。

【主治】肺消，气喘痰嗽，面红虚浮，口烂咽肿，饮水过多，饮讫即溺。

【来源】《惠直堂经验方》

去邪如扫汤

【组成】王不留行五钱，泽泻三钱，白术三钱。

【用法】水煎服。

【功效】宣肺利尿。

【主治】小便不通，膀胱气闭，面红耳赤，口渴烦躁。

【来源】《惠直堂经验方》

漏芦汤

【组成】漏芦二钱，升麻一钱半，大黄（酒浸，量轻重用之），黄芩（酒洗）五分，生甘草一钱，大青叶（如无，用青黛）、黑玄参、牛蒡子（炒研）、苦桔梗、连翘各一钱。

【用法】水煎服。

【功效】清热解毒。

【主治】时毒头面红肿，咽嗌堵塞。及脏腑素有积热，发为肿毒疙瘩，一切红肿恶毒。

【来源】《古今医统大全》

大胡连丸

【组成】胡黄连、银柴胡、黄芩、当归、白芍、茯苓、陈皮、熟地黄、知母各一两，人参、白术、川芎、桔梗、甘草、地骨皮、半夏、秦艽各八钱，黄芪一两二钱，黄柏、五味子各一两半，牛黄二钱，犀角（水牛角代）二钱。

【用法】为末，蜜丸梧子大，每六七十丸，茶清下。

【功效】清热。

【主治】面红，咳嗽。

【来源】《医学入门》

清膈煎

【组成】陈皮一钱半，贝母（微敲破）二三钱，胆南星一二钱，海浮石二钱，白芥子五七分，木通二钱。

如火盛痰不降者，加童便一小盅；如渴甚者，加天花粉一钱；如热及下焦，小水不利者，加栀子一钱半；如热在上焦，头面红赤，烦渴喜冷者，加生石膏二三钱；如痰火上壅，而小水不利者，加泽泻一二钱；如痰火闭结，大便不通，而兼胀满者，加大黄数钱，或朴硝一二钱，酌宜用之。

【用法】水一盅半，煎七分，温服。

【功效】清热化痰。

【主治】痰因火动，气壅喘满，内热烦渴，面红。

【来源】《景岳全书》

凉血养营煎

【组成】生地黄、当归、芍药、生甘草、地骨皮、紫草、黄芩、红花。

渴者加天花粉；肌热无汗者加柴胡；热毒盛者加牛蒡子、木通、连翘之类；血热毒不透者，加犀角（水牛角代）。

【用法】水一盅半，煎服。

【功效】凉血养营清热。

【主治】血虚血热，面红热渴，及便结溺赤，凡阳盛阴虚等症。

【来源】《家用良方》

竹叶石膏汤

【组成】竹叶七叶，石膏五分，半夏五分，人参三分，甘草二分，粳米三分，麦冬五分。

【用法】上七味，以水二升，煮取一升，去滓，纳粳米，煮米熟，汤成去米，温服。

【功效】清热生津，益气和胃。

【主治】面红。

【来源】《婴儿论》

柴胡饮子

【组成】柴胡、人参、当归、黄芩、赤芍各一钱，桔梗、半夏、甘草各五分，五味子三分，大黄（视虚实加减），生姜三片，乌梅一个。

【用法】水煎服。

【功效】清虚热，除骨蒸。

【主治】面红。

【来源】《婴童类萃》

导赤散

【组成】生地黄二钱，木通钱半，黄芩一钱，生甘草五分，淡竹叶十四片，灯心草十根。

【用法】上药为末，每服三钱，水一盏，入竹叶同煎至五分，食后温服。

【功效】清心养阴，利水通淋。

【主治】心经有热所致面红口赤，及小便不通。

【来源】《慈幼便览》

升麻葛根汤

【组成】升麻、葛根、白芍、柴胡、黄芩、栀子各一钱，木通、甘草各五分。

【用法】水二盅，煎一盅。

【功效】清热解毒。

【**主治**】面红。

【**来源**】《外科大成》

当归龙荟丸

【**组成**】**当归（酒炒）、龙胆（酒炒）、栀子、黄连（酒炒）、黄芩（酒炒）、黄柏（盐炒）各一两，芦荟、大黄（酒炒）各五钱，木香一钱五分，麝香五分。（一方加柴胡五钱，川芎五钱）**

【**用法**】上为末，炼蜜为丸，如小豆大，小儿如麻子大，每服二十丸，生姜汤送下

【**功效**】清肝利胆，泻火通便。

【**主治**】肝火所致面红。伴见目赤眩晕，耳鸣耳聋，神志不宁，腹胀疼痛，大便秘结，小便赤涩，或妇女带下黄赤、腥臭、阴痒，舌苔黄，脉弦数。

【**来源**】《丹溪心法》

升降散

【**组成**】**白僵蚕二钱，蝉蜕一钱，姜黄三钱，生大黄四钱。**

【**用法**】上药共研细末，和匀。每服三五钱，用黄酒、蜂蜜调匀冷服，日服二次。

【**功效**】升清降浊，散风清热。

【**主治**】面红。

【**来源**】《伤寒温疫条辨》

钩藤饮

【**组成**】**钩藤、茯神、茯苓、川芎、当归、木香、甘草、白芍各一钱。**

【用法】上为末，每服一钱，姜枣略煎服。

【功效】理气健脾，养血清热。

【主治】面红。

【来源】《婴童百问》

苍玉潜龙汤

【组成】生地黄四钱，龟甲六钱，石膏三钱，龙齿二钱，石斛三钱，天花粉二钱，牡丹皮一钱五分，羚羊角一钱五分，沙参四钱，白芍一钱五分，藕三两，白茅根五钱。

【用法】水煎服。

【功效】养阴清热凉血。

【主治】阴虚阳亢所致面红。

【来源】《医醇賸义》

利火汤

【组成】大黄三钱，白术（土炒）五钱，茯苓三钱，车前子（酒炒）三钱，王不留行三钱，黄连三钱，栀子（炒）三钱，知母二钱，石膏（煅）五钱，刘寄奴三钱。

【用法】水煎服。

【功效】清热泻火。

【主治】面红。

【来源】《傅青主女科》

服蚕煎

【组成】生地黄、麦冬、芍药、石菖蒲、石斛、牡丹皮、茯神各二钱，陈皮一钱，木通、知母各一钱半。

【用法】水一盅半，煎七分，食远服。

【功效】养阴清心。

【主治】面红。

【来源】《景岳全书》

泻心导赤汤

【组成】木通、生地黄、黄连、生甘草。

【用法】引用灯心草，水煎服。

【功效】清心泻热。

【主治】面红。

【来源】《医宗金鉴》

清热镇惊汤

【组成】柴胡、薄荷、麦冬（去心）、栀子、川黄连、龙胆、茯神、钩藤、生甘草、木通。

【用法】加灯心草、竹叶，水煎，调朱砂末服。

【功效】清肝泻热安神。

【主治】面红。

【来源】《医宗金鉴》

普济消毒饮子

【组成】黄芩、黄连各半两，人参三钱，橘红（去白）、玄参、生甘草各二钱，连翘、牛蒡子、板蓝根、马勃各一钱，白僵蚕（炒）七分，升麻七分，柴胡二钱，桔梗二钱。（一方无人参，有薄荷二钱）

【用法】上为细末，半用汤调，时时服之，半蜜为丸，噙化之；或加防风、薄荷、川芎、当归身，㕮咀，如麻豆大，每服五钱，水二盏，煎至一盏，去滓，稍热，时时服之。

【功效】清热解毒。

【主治】面红。

【来源】《东垣试效方》

潜龙汤

【组成】龙齿二钱，龟甲八钱，生地黄五钱，龙骨二钱，知母一钱，黄柏一钱，人参一钱，玄参二钱，蛤粉四钱，肉桂四分，鲍鱼（切片，煎汤代水）一两。

【用法】水煎服。

【功效】滋阴降火。

【主治】面红。

【来源】《医醇賸义》

当归补血汤

【组成】黄芪一两，当归（酒洗）二钱。

【用法】上㕮咀，水二盏，煎至一盏，去渣，空心食前温服。

【功效】补气生血除热。

【主治】面红。

【来源】《内外伤辨惑论》

静心汤

【组成】人参三钱，白术五钱，茯神五钱，炒酸枣仁一两，山药一两，芡实一两，甘草五分，当归三钱，北五味子十粒，麦冬五钱。

【用法】水煎服。

【功效】养心清热。

【主治】面红。

【来源】《辨证录》

二、外用方

颠倒散

【组成】大黄、硫黄各等份。

【用法】上研细末，清水调敷，涂于皮损处，30分钟后清水洗净，每晚1次。

【功效】活血散瘀，清热散结。

【主治】酒渣鼻。

【来源】中华皮肤科杂志，2016，49（06）

四黄膏

【组成】大黄、黄芩、黄连、黄柏各等份。

【用法】上药共研细末，加凡士林均匀搅拌成20%软膏，外涂，每日2~3次。

【功效】清热解毒，消肿止痛。

【主治】酒渣鼻。

【来源】中华皮肤科杂志，2016（6）

第八节　瘢　痕

瘢痕是各种创伤后所引起的正常皮肤组织的外观形态和组织病理学改变的统称，是人体创伤修复过程中必然的产物。中医学认为其病机一般与先天禀赋、素体特异有关，加之遭受金创、水火之伤，余毒未净，气滞血瘀，搏结经络而成。

一、内服方

刘建军经验方

【组成】当归12克，生地黄12克，川芎10克，赤芍12克，红花10克，陈皮10克，赤苓10克，黄芩10克，牡丹皮10克，三棱10克，莪术10克，金银花15克，大黄（后下）10克，桔梗10克，生甘草10克。

【用法】水煎服，每日1剂，早晚分服。

【功效】活血化瘀，清热解毒，散结消瘢。

【主治】瘢痕疙瘩属气滞血瘀，热毒内蕴者。

【来源】陕西中医学院学报，1996（01）

祛瘢效灵汤

【组成】生地黄、白花蛇舌草、马齿苋、玄参各20克，天花粉15克，丹参30克，赤芍、白芍、萆薢、橘叶、荔枝核、益母草、皂角刺、紫草各10克。

【用法】上药加水500毫升，煎20分钟，取汁200毫升；二煎加水300毫升，取汁100毫升，两煎混合，早晚饭后分服，每日1剂。

【功效】软坚散结，活血化瘀，清热解毒。

【主治】瘢痕疙瘩。

【来源】新疆中医药，2001（04）

水蛭活血汤

【组成】水蛭9~15克，桃仁10克，红花10克，制乳香10克，制没药10克，三棱10克，莪术10克，炒白芍15克，伸筋草10克，威灵仙10克。

加减：上肢加桑枝、桂枝；下肢加川牛膝；气虚加黄芪、党参；麻木加全蝎、蜈蚣。

【用法】水煎服，每天2次，每日1剂，连服30剂为1个疗程，一般用1~2个疗程，最多服80剂。

【功效】清热，利湿，通络。

【主治】瘢痕挛缩属瘀血阻滞，脉络不通者。

【来源】中国骨伤，1997（01）

消积排通汤

【组成】白芷、雷丸、麦冬、延胡索、桃仁、红花、槟榔、荆芥。

加减：实热型减白芷、槟榔，加牡丹皮、赤芍、海带、昆布、重楼；虚实错杂型减红花、延胡索，加当归、川芎、丹参、白鲜皮；溃脓型先辨别偏气虚、血虚或气血俱虚，后给予适当培补扶正之品。

【用法】水煎服，每日2次。

【功效】消积排通，疏理气血。

【主治】瘢痕疙瘩。

【来源】吉林中医药，1988（01）

消瘢汤

【组成】丹参30~60克，青皮、陈皮、法半夏、制天南星、皂角刺、白芥子各10克，川芎、红花、苏木、羌活、独活、地龙、僵蚕、夏枯草各20克，蔓荆子、苍耳子各6克。

【用法】水煎取400毫升，分早晚2次服，每日1剂。

【功效】软坚散结，活血祛风，止痒收敛止痛。

【主治】瘢痕疙瘩。

【来源】新中医，1994（11）

破血软坚丸

【组成】三棱、莪术、川芎、白芷、赤芍、苏木、生牡蛎、夏枯草、皂角刺、浙贝母、枳壳、连翘、金银花、白花蛇舌草、半枝莲、红花各等份。

【用法】共研细粉，炼蜜为丸，每丸10克，每次2丸，每日2次，温水送服。

【功效】破血软坚解毒。

【主治】瘢痕疙瘩。

【来源】中医外治杂志，2006（03）

捻金散

【组成】紫草茸、升麻、糯米各半两，甘草（炙）一分。

【用法】上为粗末，每服四钱，水一盏，煎至六分，去滓温服，并滓再作一服。

【功效】疗疮，消瘢痕。

【主治】瘢痕。

【来源】《普济本事方》

摩风膏

【组成】牛黄（研）、干蝎（酒炒）、麝香（研）、雄黄（研）各三分，白附子（炮）三两半，天南星（炮）一两，白僵蚕（炒）、天麻、防风（去芦）、半夏（汤洗七遍，与生姜一两捣，焙干）各一两半，丁香、丹砂（研）、犀角（镑，水牛角代）、羌活（去芦头）、羚羊角（镑）、槟榔（生）各半两，麻黄（去根节，先煎，掠去沫，焙干）、附子（炮裂，去皮脐）各一两一分，乌梢蛇（酒浸，去皮骨，炙），蔓荆子（去尖）、当归（切，焙）各一两。

【用法】先将十七味捣罗为散，与研者四味和匀，每服半钱匕，温酒调下。

【功效】消疮灭瘢痕。

【主治】瘢痕。

【来源】《普济方》

商陆酒

【组成】商陆（白色者）五斤，天冬（末）五斤，神曲（捣碎）十斤，秫米（淘净）一石。

【用法】先炊米熟，放如人体温，别煎熟水一石，放冷，都拌和令匀，入不津瓮中，密封，酿六十日成，去滓，随性饮之。

【功效】补虚损。

【主治】瘢痕。

【来源】《普济方》

二、外用方

黑布药膏

【组成】五倍子840克，金头蜈蚣10条，蜂蜜180克，老黑醋2500毫升，冰片3克。

【用法】首先清洁局部皮肤，有条件时可予75%乙醇外用消毒患处，外涂黑布药膏2~3毫米厚，于瘢痕疙瘩皮损处，表面覆盖黑布（现在多用数层纱布），下次换药之前再次清洁患处，1~2天换药1次。

【功效】收敛，抗炎，止痛。

【主治】瘢痕疙瘩。

【来源】北京中医药，2019，38（10）

复方艾叶煎、丁艾油

【组成】复方艾叶煎：艾叶15克，老松皮30克，威灵仙15克，红花10克。

丁艾油：艾叶30克，丁香50克，红花20克，冰片6克。

【用法】复方艾叶煎：诸药加水浸泡1小时，每剂煎2次，合并煎液约3000毫升。丁艾油：先将艾叶、丁香加水1000毫升，蒸馏法提取挥发油300毫升；红花用70%乙醇100毫升浸泡渗滤；在醇液中加入冰片溶化。三液按1∶1∶1混合而成，密封备用。敷创面时，若为四肢末端部位，可将创面浸泡于药液中，若为腿部、躯干、面部，则可用干净毛巾或纱布浸湿药液外敷，早晚各1次，每次不少于30分钟，然后抹干患处，外擦丁艾油，每日数次。

【功效】活血祛瘀，通络止痛。

【主治】瘢痕增生。

【来源】湖南中医杂志，1990（05）

当白生肌膏

【组成】当归60克，白芷60克，紫草60克，血竭25克，甘草60克。

【用法】以上5味，取血竭研细，其余4味加香油浸泡4小时后，加热2小时，至药枯黄后过滤，加液体蜂蜡，搅匀即得。将无菌纱条均匀浸满当白生肌膏，制成当白生肌纱条备用。将当白生肌纱条敷贴在瘢痕疙瘩上，外敷药棉，最少保持2小时以上，每日2次。

【功效】活血化瘀，清热解毒，除湿散结。

【主治】瘢痕疙瘩。

【来源】河北中医，2013，35（09）

乌倍膏

【组成】**乌梅50克，五倍子30克，蜈蚣5条，苦参30克，生地黄40克，麝香3克。**

【用法】将蜈蚣、麝香研极细粉，其余诸药加水浸泡10小时后煎煮取汁500毫升，再加入食醋500毫升浓缩收膏成糊状，待冷却后加入蜈蚣、麝香粉搅匀，密闭封装于棕色大口瓶内备用。将乌倍膏均匀地摊于多层消毒桑皮纸上，然后清洁消毒患处后敷上药膏，每日1次，15日为1个疗程。

【功效】软坚散结，破瘀行滞，清热凉血。

【主治】瘢痕疙瘩。

【来源】实用中医药杂志，1997（02）

化痞散

【组成】**丹参、海藻、瓦楞子各20克，昆布、枳实、五倍子、莪术、防己各15克，硇砂、木香各10克，朱砂、蜈蚣各5克。**

【用法】上药共研细末，取小金丹（由白胶香、草乌、五灵脂、地龙、马钱子、乳香、没药、当归身、麝香、墨炭组成）1管研末加入化痞散药末30克中，用适量麻油、蜂蜜调匀后，摊在同皮损一样大小的桑皮纸上，敷贴于患处，盖上纱布，用胶布固定。

每3天更换敷药1次，一般治疗3~6个月。

【功效】活血祛瘀，破坚散结，解毒。

【主治】瘢痕疙瘩。

【来源】中国中西医结合杂志，2001（07）

瘢痕膏

【组成】**米醋1250克，蜂蜜100克，五倍子粉120克，丹参粉80克，汉防己粉60克，五加皮粉60克，蜈蚣（焙、研）20条，冰片（研）1克。**

【用法】先将醋置平底锅内，炭火加热，武火煮12分钟，入蜂蜜再煮5分钟。用一号筛缓缓筛入五倍子粉、丹参粉、五加皮粉及汉防己粉，边筛边搅。加药毕，文火煮5分钟，待稍凉，加蜈蚣末及冰片末，搅匀成膏，制成后贮存于瓷瓦罐或玻璃罐中备用。先将患处用温盐水清洗干净，再取适量瘢痕膏均匀涂于患处，加压包扎，每2天换药1次，15次为1个疗程。

【功效】调气活血，消瘀散结。

【主治】瘢痕疙瘩。

【来源】中国麻风皮肤病杂志，2002（03）

消瘢膏

【组成】**腊月羊脂1000克，丹参80克，红花60克，五倍子120克，蜈蚣30克，板蓝根120克，紫草60克，刺五加60克。**

【用法】先将羊脂熬油去渣，后将经细切之诸药一同投入，文火煎至枯，捞出，滤净药渣，待冷自然凝结，装瓶备用。取消瘢膏适量，涂于瘢痕表面，以指腹作螺旋状按摩，每日2次，每次30分钟，15天为1个疗程，根据瘢痕改善情况重复治疗。

【功效】活血祛瘀。

【主治】瘢痕增生。

【来源】中国民间疗法，2014，22（10）

甘芫粉

【组成】甘遂、芫花、白芷各等份。

【用法】共为细末，米醋调敷。

【功效】软化肿块。

【主治】瘢痕疙瘩。

【来源】吉林中医药，1988（01）

消瘢散

【组成】丹参、五倍子、苦参、昆布、海藻、夏枯草各30克，威灵仙、硫黄、海桐皮各15克，防风、蝉蜕各10克，三棱、莪术各20克。

【用法】上药焙干，研极细末，以米醋调匀，敷贴患处，2天换药1次。配以热烘疗法（电吹风烘），每日2次，每次20分钟。

【功效】软坚散结，活血祛风，止痒收敛止痛。

【主治】瘢痕疙瘩。

【来源】新中医，1994（11）

瘢痕平复膏

【组成】白花蛇舌草、蒲公英、皂角刺、白芷、连翘、当归、生天南星、威灵仙、红花、三棱、伸筋草各35克，蜈蚣5条，乳香、没药、五倍子各30克。

【用法】先取白花蛇舌草、蒲公英、皂角刺、白芷、连翘、当归、生天南星、威灵仙、红花、三棱、伸筋草，用2千克陈醋煎沸30分钟后，去渣取液，将蜂蜜250克放入其中；同时将蜈蚣5条，乳香、没药、五倍子等共研细粉后放入药液内搅匀，用小火煎熬成药膏，稀稠适宜；再将冰片粉15克撒入药膏搅匀，装瓶备用。内服破血软坚丸，每次2丸，每日2次，温水送服。外敷瘢痕平复膏，隔日1次，敷前先用水洗净患处，而后外涂膏药，盖以纱布，胶布固定。30天为1个疗程，治疗1~2个疗程。治疗期间忌食辛辣、油腻等刺激食物。

【功效】破血软坚解毒。

【主治】瘢痕疙瘩。

【来源】中医外治杂志，2006（03）

鹰粪白膏

【组成】鹰粪白半合，辛夷一两，白附子一分，杜若一（二两），细辛二两。

【用法】上件药，捣碎，以酒一升，浸一宿，入羊髓五两，慢火煎五七沸，去滓，盛于瓷盒中，每用时，先以新布揩疮瘢令热，后以药薄涂之。

【功效】灭瘢痕。

【主治】瘢痕不消。

【来源】《太平圣惠方》

白附子膏

【组成】白附子、密陀僧、牡蛎（烧为粉）、川芎、白茯苓各半两。

【用法】上药，捣细罗为散，更研令极细，以酥调敷疮瘢上。

【功效】灭瘢痕。

【主治】瘢痕不消。

【来源】《太平圣惠方》

瓜蒌子膏

【组成】瓜蒌子（汤浸，擘取仁，细研如膏）一升，白石脂（捣罗为末）一两，麝香（细研）一分，雄雀粪（白色者，细研）半两。

【用法】上药，都研令匀，用菟丝子苗，研取自然汁，调如膏，夜间先前葱白汤洗面，后涂药，明旦以暖浆水洗之。

【功效】灭瘢痕。

【主治】瘢痕赤肿不消。

【来源】《太平圣惠方》

变白方

【组成】云母粉一两，杏仁（汤浸，去皮尖）一两。

【用法】上件药，细研，入银器中，以黄牛乳拌，略蒸过，夜卧时涂面，旦以浆水洗之。

【功效】消斑灭瘢痕。

【主治】斑点，瘢痕。

【来源】《太平圣惠方》

玉屑膏

【组成】玉屑（细研）二两，密陀僧二两，白附子（生用）二两，珊瑚（细研）二两。

【用法】上件药，捣罗为末，入乳钵内，都研令匀，每度用药末二钱，以真牛酥调匀，夜卧时涂，旦用温浆水洗之。

【功效】灭瘢痕。

【主治】瘢痕。

【来源】《太平圣惠方》

瘥后瘢痕不灭方

【组成】定州磁末一两，白僵蚕三分，白附子（生用）一分，白芷一分，珍珠末一分，野驼脂二两，酥一两。

【用法】上件药，捣罗为末，先消野驼脂与酥二味为汁，候热气退，即下诸药搅之，候凝如膏，用涂瘢上。

【功效】灭瘢痕。

【主治】瘢痕。

【来源】《太平圣惠方》

灭瘢痕方

【组成】鹰粪白一合，辛夷（去毛壳）一两，白附子（生用）三分，杜若三分，细辛半两。

【用法】上件药，捣筛为散，以酒一升，浸三宿，用羊脂六合，以慢火同煎，候酒欲尽，绵滤去滓，再煎成膏，于瓷盒中盛，以敷瘢上，日三五度妙。

【功效】消疮灭瘢痕。

【主治】治一切疮，瘥后赤黑瘢痕不灭，时复痒不止。

【来源】《太平圣惠方》

玉龙膏

【组成】瓜蒌（大者，去皮）一个，黄蜡一两半，白芷（净拣，锉）半两，麻油（清真者）六两，麝香（研）一钱，松脂

（研）一钱半，零香、藿香各一两，杏仁（去皮尖）、升麻、黄芪、赤芍、白及、白蔹、甘草（净拣，锉）各一分。

【用法】上以油浸七日，却比出油，先炼令香熟，放冷入诸药，慢火煎黄色，用绢滤去渣。入银、石锅内，入蜡并麝香、松脂，熬少时，以瓷盒器盛。每用少许，薄摊绢帛上贴。

【功效】祛风止痛，消肿化毒，灭瘢痕。

【主治】瘢痕。

【来源】《太平惠民和剂局方》

白僵蚕膏

【组成】白僵蚕（炒）半两，白鱼十枚，白石脂，白附子（炮）、鹰屎各一分，腊月猪脂二两。

【用法】上六味，除猪脂外，捣罗为细末研，以猪脂和令匀，瓷盒中盛，旋取敷瘢痕上，避风。

【功效】灭瘢痕。

【主治】瘢痕。

【来源】《圣济总录》

辛夷膏

【组成】辛夷一两，鹰屎白、杜若、细辛（去苗叶）各半两，白附子（三分）。

【用法】上五味。除鹰屎外，并锉碎，以酒两盏，浸一宿，别入羊髓五两，银、石锅中，以文火煎得所，去滓，将鹰屎研如粉，纳膏中搅匀，再以微火暖，入合中，每日三涂疮瘢上，避风。

【功效】灭瘢痕。

【主治】瘢痕。

【来源】《圣济总录》

当归膏

【组成】当归、白芷、乌鸡粪（以猪脂三斤饲鸡三日，令尽收其粪）各一两，鹰屎白（与鸡屎同研细）半两。

【用法】上四味，先将当归、白芷锉碎，酒浸一宿，别熔猪脂一斤，消后入浸药并酒。文火煎之，候白芷黄色，去滓，将鸡屎、鹰屎纳膏中，搅匀倾入瓷盒中，每日三涂瘢痕上，避风。

【功效】灭瘢痕。

【主治】瘢痕。

【来源】《圣济总录》

鸡子膏

【组成】鸡子五七枚。

【用法】上一味，熟煮取黄，于铛中炒如黑脂膏，以物先揩瘢痕，然后涂膏，日三次，久即自灭。

【功效】灭瘢痕。

【主治】瘢痕，无问新旧。

【来源】《圣济总录》

麦麸散

【组成】秋冬以小麦麸，春夏以大麦麸。

【用法】细捣为散，以酥和封瘢痕上。

【功效】灭瘢痕。

【主治】瘢痕。

【来源】《圣济总录》

真玉磨方

【组成】真玉。

【用法】上取平处一面，磨瘢痕，久则无痕。

【功效】灭瘢痕。

【主治】面上瘢痕。

【来源】《圣济总录》

薤叶膏

【组成】薤叶（半和白用）、赤石子各一两。

【用法】上二味，捣研如泥，敷疮上。

【功效】灭瘢痕。

【主治】瘢痕。

【来源】《圣济总录》

楝实膏

【组成】楝实（去核炒）、槐子各一两。

【用法】上二味，并拍碎，用猪脂、鹅脂各四两，同于铜铫内，以文武火煎一二十沸，去滓，入在瓷盒中，候凝涂瘢痕，日二度。

【功效】灭瘢痕。

【主治】瘢痕。

【来源】《圣济总录》

玉容散

【组成】白及一两半，白蔹、白僵蚕、成炼钟乳粉各半两，白附子（生）、冬瓜子、韶脑（另研）各二钱半，楮实子二钱，麝香

（另研）一钱。

【用法】上药同为极细末，用玉浆调，匀稠得所，临卧涂患处，明旦用温淡浆水洗去。

【功效】灭瘢痕。

【主治】瘢痕。

【来源】《御药院方》

定痛黄柏散

【组成】黄柏（去粗皮，涂蜜慢火炙，令黄色）四两。

【用法】上为细末，每用蜜水调，摊软纸花子上，贴患处。

【功效】清热燥湿，灭瘢痕。

【主治】冻疮焮赤黄汁出，及瘥后瘢痕疼痛。

【来源】《御药院方》

灵异膏

【组成】川郁金三两，生地黄二两，粉甘草一两，腊猪板脂一斤。

【用法】上锉细，入脂内煎焦黑色，滤去滓，入明净黄蜡四两，熬化搅匀，以瓷器贮之。水浸久，去水收，用时先以冷水洗疮，拭干，却敷药在疮上，外以白纸贴之。

【功效】止血定痛，灭瘢痕。

【主治】瘢痕。

【来源】《奇效良方》

韶粉散

【组成】韶粉一两（一用胡粉），轻粉一钱（一用腻粉）。

【用法】入炼了猪脂油，拌和如膏，薄涂疮瘢上。

【功效】灭瘢痕。

【主治】瘢痕。

【来源】《普济方》

跌打伤重灭瘢痕法方

【组成】熟麻油半碗，黄酒一碗，桃仁（去皮尖，研）三钱，没药五分。

【用法】水煎服。

【功效】止痛消肿，灭瘢痕。

【主治】瘢痕。

【来源】《古今医统大全》

白鹰粪散

【组成】鹰粪（取白色，烧灰），马齿苋（不拘多少）。

【用法】晒干，烧灰蜜水调涂靥上。

【功效】灭瘢痕。

【主治】瘢痕。

【来源】《冯氏锦囊秘录》

玄霜膏

【组成】好糯米五升（或不拘多少）。

【用法】上用坚硬铁器盛贮，见天处以雪水浸一二月，不问腐烂，仍用竹器捞出，于大筲箕内，别取净水淋过晒干，焦炒研为细末，新汲井水调涂患处。如干燥，又以软鸡翎蘸水添拂疮上，使之滋润痛减，药少再添用，自然效速。

【功效】止痛消疮，灭瘢痕。

【主治】瘢痕。

【来源】《活幼心书》

马齿苋散

【组成】马齿苋（捣汁）、猪脂膏、石蜜。

【用法】三味共熬成膏，涂肿处。

【功效】灭瘢痕。

【主治】瘢痕。

【来源】《幼科证治准绳》

洗面去瘢痕方

【组成】茯苓（去皮）二两，天冬三两，百部二两，香附二两，瓜蒌二个，茨菰根五两，冬瓜子半斤，甘草半斤，杏仁二两，皂角（酒涂炙）二斤，清胶（火炙）四两，大豆（蒸去皮）十两，益丹子（烧灰，用将末、水和成丸）一斤。

【用法】上件和合焙干，捣罗为末，早晨如澡豆末用，其瘢自去。

【功效】灭瘢痕。

【主治】瘢痕。

【来源】《香奁润色》

大黄散

【组成】生大黄（研极细末）七钱。

【用法】先以真桐油或真芝麻涂之，涂后，掺以食盐少许，再将药末撒上。

【功效】清凉止痛，消瘢痕。

【主治】瘢痕。

【来源】《不知医必要》

独圣散

【组成】生白矾、芝麻油。

【用法】生白矾为末，芝麻油调，扫疮破处，不拘时候。

【功效】止痛消疮，灭瘢痕。

【主治】瘢痕。

【来源】《济世全书》

经验方

【组成】韶粉四两，腊脂一斤。

【用法】上用柳木槌于净器中研千下，净瓶器收之，遇火烫即敷上，痛立止。

【功效】灭瘢痕，止痛。

【主治】瘢痕。

【来源】《普济方》

第九节 白 发

白发症是指青少年头发过早变白，甚则呈花白状的一种疾病，分为先天性和后天性两种。先天性白发常有家族遗传史，后天性白发形成因素较多。中医学认为白发症的病因病机可归纳为肝肾不足，肾精亏虚；气血虚弱，营卫失和；素体阴虚，血热偏盛；忧思烦劳，情志不遂。白发症的脏腑定位主要在肾、肝、脾三脏，其中与肾关系更为密切。

一、内服方

宋平经验方

【组成】制何首乌30克，生地黄30克，女贞子50克，墨旱莲50克，枸杞子30克，菟丝子30克，沙苑子30克，牛膝30克。

【用法】打粉制蜜丸，每日100克，分2次吞服。

【功效】补益肝肾，清热凉血。

【主治】白发属肝肾亏虚兼有血热者。

【来源】中医药临床杂志，2020，32（04）

崔婷经验方

【组成】何首乌150克，核桃仁350克，黑芝麻1000克。

【用法】炒干，磨成粉，每次服25克。

【功效】补益肝肾。

【主治】白发属肝肾亏虚者。

【来源】中国民间疗法，2017，25（07）

孙鸿理经验方

【组成】何首乌30克，生地黄24克，桑椹15克，黑芝麻30克，菟丝子15克，女贞子15克。

【用法】水煎服，每天2次，每日1剂。

【功效】补益肝肾，清虚热。

【主治】肝肾不足，湿热血燥所致白发。

【来源】医药世界，2000（04）

桑椹芝麻蜂蜜膏

【组成】新鲜桑椹250克，黑芝麻250克，蜂蜜适量。

【用法】将新鲜桑椹、黑芝麻泡水后洗净，一同捣烂，然后加入蜂蜜适量，调匀成膏状，装入瓶里备用。使用时，每次取蜂蜜膏6克，用白开水送服，每日服用3次，连服1~3个月。

【功效】补肾益精。

【主治】白发属肝肾不足者。

【来源】蜜蜂杂志，2019，39（12）

华佗柏子仁丸神方

【组成】柏子仁五两，蛇床子、菟丝子、覆盆子各半升，石斛、巴戟天各二两半，杜仲（炙）、茯苓、天冬（去心）、远志（去心）各三两、天雄（炮去皮）一两，续断、桂心各一两半，菖蒲、泽泻、薯蓣、人参、干地黄、山茱萸各二两，五味子五两，钟乳（炼成者）三两，肉苁蓉六两。

【用法】上捣筛，蜜和丸如桐子大，先服二十丸，稍加至三十丸。先斋五日，乃服药。服后二十日后，齿垢消去，白如银；二十四日面悦泽；六十日瞳子黑白分明，尿无遗沥；八十日四肢遍润，白发复黑，腰背不痛；一百五十日，意气如少年。

【功效】补益肝肾。

【主治】白发。

【来源】《华佗神方》

治发白令黑方1

【组成】巨胜子二斤，杏仁（汤浸，去皮尖双仁，麸炒微黄）四两，细辛一两，生地黄（捣绞取汁，以慢火熬去一半）五斤，陈橘皮（汤浸，去白瓤，焙）一两，续断一两，旋覆花一两，覆盆子二两，白芷一两，附子（炮裂，去皮脐）一两，秦皮一两，桂心二两，青葙子二两，秦椒（去目及闭口者，微炒去汗）二两，熟干地黄四两。

【用法】上药，捣为末，入地黄汁中，以少蜜相和，捣五七百杵，丸如梧桐子人，每日空腹，以橘皮汤下三十丸，晚食前再服。忌生葱、萝卜、大蒜等。

【功效】补益驻颜。

【主治】白发。

【来源】《太平圣惠方》

治发白令黑方2

【组成】地骨皮、生干地黄、覆盆子各一斤。

【用法】上药，捣罗为末，炼蜜和捣三五百杵，丸如梧桐子大，每服，以温酒下四十丸，食前服。忌生葱、大蒜、萝卜等。

【功效】滋阴补肾。

【主治】白发。

【来源】《太平圣惠方》

治发白令黑方3

【组成】熟干地黄四斤，杏仁（汤浸，去皮尖双仁，研如膏）一斤，诃黎勒皮半斤。

【用法】上药，捣为末，入杏仁同研令匀，以炼蜜和捣三二百杵，丸如梧桐子大，每服，以温酒下三十丸，食前服，渐加至四十丸为度，于瓷器内密贮之。忌生葱、萝卜、大蒜等。

【功效】变白发令黑，填骨髓，去万病。

【**主治**】白发。

【**来源**】《太平圣惠方》

灵飞散

【组成】云母粉一斤，白茯苓八两，熟干地黄十两，甘菊花十五两，钟乳粉七两，桂心七两，人参（去芦头）七两，柏子仁七两，续断七两。

【**用法**】上药，捣为散，先捣生天冬二十斤，取汁拌溲药令匀，上甑蒸，可一硕二斗黍米饭熟为候。取药曝干，捣细罗为散，每食后，以水调下三钱，日三服。三日力倍，五日血脉盛，七日身轻，十日面悦，十五日行及奔马，三十日夜视有光，七十日白发还黑，齿皆生。更取三五两，以白蜜和捣二百杵，丸如梧桐子大，欲令发齿早生者，吞七丸，三服即生，发不白，入山日吞七丸，绝谷不饥。

【**功效**】乌发。

【**主治**】白发。

【**来源**】《太平圣惠方》

髓煎方

【组成】生地黄（捣绞取汁，以慢火煎减半）五十斤，牛髓（炼成者）五十斤，羊脂（炼成者）三斤，白蜜三升，牛酥三升，生姜汁二升。

【**用法**】上药，都入银锅中，以微火煎如稀饧，纳瓷器中，每服，以温酒调如鸡子黄大，日二服，羹粥中食之，益精美发，白者摘去之，下有黑者再生，若未白者更不白。

【**功效**】填骨髓，治百病，补虚劳，换白发。

【主治】白发。

【来源】《太平圣惠方》

覆盆子丸

【组成】覆盆子半斤，五粒松半斤，枸杞子六两，秦皮四两，川升麻二两，巨胜五两，楮实（水淘去浮者，曝干，微炒）五两。

【用法】上药，捣罗为末，以生地黄汁六升，好醋半升，蜜半升，酥七两，先煎地黄汁等十余沸，入药末和丸，如梧桐子大，每于食后，以温酒下三十丸，如不饮酒，以浆水下。切不得食白蒿、青蒿、荏子、萝卜、蒜等物。

【功效】补暖下元，变白发。

【主治】白发。

【来源】《太平圣惠方》

附子丸

【组成】附子（炮裂，去皮脐，捣罗为末）半斤，生地黄（捣绞取汁，拌附子末，日中煎令干）十斤，肉苁蓉（酒浸一宿，刮去皱皮，炙干）二两半，五味子二两，天麻二两，白蒺藜（微炒，去刺）一两半，干姜（炮裂，锉）二两，鹿角胶（捣碎，炒令黄燥）二两，干漆（捣碎，炒令烟出）一两，牛膝（去苗）三两，桂心三（二）两。

【用法】上药，捣罗为末，炼蜜和捣三五百杵，丸如梧桐子大，每日空心，以温酒下三十丸，渐加至四十丸。

【功效】补益驻颜，去风利气，暖腰膝，充肌肤，强志力，久服变白发令黑。

【主治】白发。

【来源】《太平圣惠方》

九仙丸

【组成】生地黄（捣取汁）二十斤，生牛膝（捣取汁）十斤，生姜（取汁）三斤，巨胜子（甑内炊热曝干，九遍，汤浸去皮，炒，研），菟丝子（酒浸三日，水洗去浮者，焙，别取末），杏仁（汤浸，去尖、双仁，炒，细研）、桃仁（汤煮去皮、尖、双仁，炒，细研）、蒺藜子（炒，去角，末）各一升，白蜜一斤。

【用法】上九味，先将地黄汁量三升，入银、石器中，浸到处刻记定，次入余地黄汁，慢火煎至刻处。次下牛膝汁，又煎至刻处。次下生姜汁，又煎至刻处。其火常令如鱼眼沸，次下杏仁、桃仁末，次下巨胜末，次下蒺藜末，次下菟丝子末，次下白蜜。搅勿住手，候可丸，即捣三千下，丸如梧桐子大。每服空心温酒下三十丸，加至四十丸，晚再服，百日后白发变黄，二百日后从黄变黑，诸风悉除，尤补腰肾，益气明目。

【功效】补不足，填精髓，除风变白。

【主治】白发。

【来源】《圣济总录》

草还丹

【组成】生干地黄（净洗）、石菖蒲（节密细者）、牛膝（酒浸，切，焙）、菟丝子（入盐少许，炒，乘热捣末）、地骨皮、肉苁蓉（酒浸一宿，细切，焙）各等份。

【用法】上六味，捣罗为末，炼蜜和丸，如梧桐子大，以丹砂为衣，空心温酒下四十丸，日午再服二十丸，一月内百疾俱退，一年白发俱黑，身体有力，颜色如童，睡少欲薄。

【功效】补益气血，乌髭发。

【主治】白发。

【来源】《圣济总录》

乌银丸

【组成】吴白芷、甘菊花、旋覆花、桂心、巨胜子、白茯苓、荜澄茄、牛膝（梢去）、覆盆子各半两，莲子草二两。

【用法】上为细末，好酒煮面糊为丸，如梧桐子大，每日空心，每服三十丸，温酒下，更吃一二盏动药力。

【功效】乌发。

【主治】白发。

【来源】《御药院方》

还少丹

【组成】何首乌（黑豆一碗，水三碗，同煮去豆）半斤，牛膝（酒浸，炒）、生地黄（酒浸，九蒸九晒）、肉苁蓉（酒浸，刮去浮甲心膜，酒拌蒸，酥炙）各六两，黄柏（去皮，炒褐色，先用酒浸）、补骨脂（酒浸一宿，东流水洗，蒸半日）、车前子（微炒）、柏子仁（微炒）、麦冬（水润去心，微炒）各四两，天冬（去心，酒拌蒸）二两。

【用法】上为细末，用煮熟红枣去皮、核，同炼蜜和，杵百余下，丸如梧桐子大，每空心午前酒服五十丸。忌莱菔、猪血、羊肉。服至百日，逢火日摘去白发，生出黑发，是其验也。犯所忌，不效。

【功效】益精补髓，壮元阳，却病延年。

【主治】白发。

【来源】《扶寿精方》

神仙巨胜子丸

【组成】巨胜子（即胡麻）、生熟地黄、何首乌（如法制）各四两、枸杞子、菟丝子、五味子、酸枣仁、补骨脂（炒）、柏子仁、覆盆子、芡实、广木香、莲花蕊、巴戟天（去心）、肉苁蓉（酒浸）、牛膝（酒浸）、天冬（酒浸，去心）、官桂、人参、茯苓、楮实子、韭子、天雄（制）、莲子肉、川续断、山药各一两，甘菊花八钱。

【用法】上为细末，春夏炼蜜为丸，秋冬蒸枣肉，入胡桃肉十一个，捣如泥，和药再捣千杵，丸梧桐子大。每服三十丸，空心温酒或盐汤下，日二服。若久服，去天雄，加鹿茸。此药聪聋耳，明盲目。服一月元脏强胜，二月白发变黑，百日颜容改变，目明可以暗室穿针，冬月不寒。

【功效】安魂定魄，滋益颜容，壮筋骨，润肌肤，添精补髓。

【主治】白发。

【来源】《古今医统大全》

张天师草还丹

【组成】地骨皮、生地黄（酒洗）、石菖蒲、川牛膝（酒洗）、远志、菟丝子（如法制）。

【用法】等份为细末，炼蜜丸，梧桐子大。每服五十丸，空心酒下，不饮酒，盐汤下。

【功效】乌发。

【主治】白发。

【来源】《古今医统大全》

延龄固本丹

【组成】天冬（水泡，去心）、麦冬（水泡，去心）、生地黄（酒洗）、熟地黄（酒蒸）、山药、牛膝（去芦，酒洗）、杜仲（去皮，姜酒炒）、巴戟天（酒浸，去心）、五味子、枸杞子、山茱萸（酒蒸，去核）、白茯苓（去皮）、人参、木香、柏子仁各二两，老川椒、石菖蒲、远志（甘草水泡，去心）、泽泻各一两，肉苁蓉（酒洗）四两，覆盆子、车前子、菟丝子（酒炒烂，捣成饼，焙干）、地骨皮各一两半。

妇人，加当归（酒洗）、赤石脂（煨）各一两。

【用法】上为细末，好酒打稀面糊为丸，如梧桐子大。每服八十丸，空心温酒送下。服至半月，阳事雄壮；至一月，颜如童子，目视十里，小便清滑；服至三月，白发返黑；久服，神气不衰，身轻体健，可升仙位。

【功效】补益肝肾。

【主治】白发。原书用治“五劳七伤，诸虚百损，颜色衰朽，形体羸瘦，中年阳事不举，精神短少，未至五旬须发先白，并左瘫右痪，步履艰辛，脚膝疼痛，小肠疝气，妇人久无子息，下元虚冷”。

【来源】《万病回春》

主白癜及二百六十种大风方

【组成】当归七分，石楠一两半，秦艽、踯躅、菊花、干姜、防风、麝香、雄黄（研）、丹砂（研）、斑蝥各一两，蜀椒（去目及闭口者，汗）连翘、知母、鬼箭、石长生各二两，附子（炮，去皮）、王不留行、人参、鬼臼、莽草、木防己、石斛、乌头（炮）、天雄（炮，去皮）、独活各三两，地胆、虻虫各十枚，蜈蚣三枚，水蛭一百枚。

【用法】上三十味，诸虫皆去足羽，熬，炙，合捣为散，酒服方寸匕，日再服。

【功效】白发还黑。

【主治】白发。

【来源】《千金翼方》

治右肾命门火衰方

【组成】熟地黄（酒蒸）、龟板（酒浸，酥炙）、白术（麸炒）、黄柏（酒浸，炒）各三两，知母（酒浸，炒）、当归（酒洗）、生地黄（酒浸）、白芍（酒炒）、麦冬（去心）各四两，天冬（姜炒）二两。

【用法】上为细末，枣肉同炼蜜和杵百余下，丸如桐子大，每空心午前服五十丸。忌莱菔、诸血、羊肉。服至百日，逢火日摘去白发，生出黑发，是其验也。犯所忌不效。

【功效】调养元气。

【主治】白发。

【来源】《济阴纲目》

小神丹

【组成】真丹砂末三斤，蜜六斤。

【用法】上二味搅合，日曝至可丸，丸如麻子大，每旦服十丸，一年白发反黑，齿落更生，身体润泽，老翁成少。

【功效】润肌肤，变黑发。

【主治】白发。

【来源】《中医必读百部名著·内科卷》

元戎方

【组成】葛根一钱，葱白二根，羌活一钱，防风二钱，荆芥钱半，升麻一钱，白芷一钱，石膏八分，柴胡七分，川芎一钱，细辛钱半，芍药七分。

【用法】水煎，每食后，日进二服。

【功效】换黑发。

【主治】白发。

【来源】《中医必读百部名著·医论医话卷》

打老儿丸

【组成】石菖蒲、干山药、川牛膝（用黄精自然汁浸，漉出，酒浸一宿，若无黄精，酒浸三日，漉出，细锉，焙干）、远志、巴戟天、续断、五味子、楮实子、杜仲、山茱萸、茯神、熟地黄、小茴香、肉苁蓉、枸杞子各等份。

【用法】上为细末，酒糊丸，如梧桐子大，每服三十丸，空心温酒送下，或白汤下亦可。服五日便觉身轻，精神爽快；二十日语言响亮，手足轻健；一年白发转黑，行步如飞；久远服之，百病消除，面如童子。

【功用】滋阴补阳，强筋壮骨，乌发驻颜。

【主治】白发。

【来源】《万氏家抄方》

川椒丸

【组成】川椒（去目及闭口者，微炒去汗）五两，巨胜一升，瓦松半斤，茜根（锉）二斤，熟干地黄三升（斤），覆盆子一斤，牛膝（去苗）一斤，菟丝子（酒浸三日，曝干，别捣为末）五两。

【用法】上药，捣罗为末，炼蜜和捣五七百杵，丸如梧桐子大，每服，以温酒下四十丸，食前服。忌生葱、萝卜、大蒜等。

【功效】补益肝肾。

【主治】白发。

【来源】《太平圣惠方》

五福延寿丹

【组成】五味子六两，肉苁蓉（酒浸，焙）四两，牛膝（酒浸）三两，菟丝子（酒浸，炒）二两，杜仲（姜炒断丝）三两，天冬（去心）二两，广木香一两，巴戟天（去心）二两，山药二两，鹿茸（酥油炙透）一两，车前子（炒）二两，菖蒲（焙）一两，泽泻（去毛）一两，生地黄（酒洗）一两，熟地黄（酒制）一两，人参（去芦）一两，乳香（另研）一两，没药（另研）五钱，枸杞子一两，大茴香（炒）二两，覆盆子一两，赤石脂（煅）一两，地骨皮二两，杏仁（去皮尖）一两，山茱萸（去核）二两，柏子仁一两，川椒（去目、合口，炒）七钱，川楝子（炒）一两，远志（去心）一两，龙骨（煅）五钱，白茯苓（去皮）一两，当归（酒洗）一两。

【用法】共三十二味，为细末，炼蜜丸梧子大。每三十丸，空心盐汤或盐酒下。

【功效】补肾益精。

【主治】白发。

【来源】《仁术便览》

长春广嗣丹

【组成】人参（去芦）一两，山茱萸（去核）二两，赤石脂（另研）一两，白茯苓（去皮）一两，天冬（去心）一两，石菖蒲（九节者）一两，车前子一两，地骨皮二两，当归（酒洗）一两，覆盆子（去梗）一两，枸杞子三两，柏子仁（炒）一两，泽泻（去毛）一两，山药（姜炒）二两，五味子一两，川椒（炒，去目）二两，巴戟天（去心）一两，怀生地黄二两，肉苁蓉（酒洗，去心膜，晒干）三两，远志（去芦，甘草汤泡，去心）三两，菟丝子（酒洗，蒸透捣饼）四两，杜仲（姜汁炒）二两，川牛膝（去芦，酒洗晒干）二两，木香一两，怀熟地黄二两。

【用法】上二十五味，各为细末，炼蜜为丸，如梧桐子大。每服五十丸，渐加至七八十丸，空心盐汤或酒送下。服十日后，小便杂色，是旧疾出也；又十日，鼻酸声雄，胸中痛，咳嗽唾痰，是肺病出也；一月后，一应七情滞气、沉痼冷积皆出；百日后，容颜光彩，须发变黑，齿颓重固，即老而康，目视数里，精神百倍，寿命延长，种子之功，百发百中。

【功效】温补元阳。

【主治】白发。

【来源】《菉竹堂集验方》

瓜子散

【组成】瓜子一升，白芷（去皮）、当归、川芎、甘草（炙）各二两。（一方有松子二两）

【用法】上五味，捣筛为散，食后服方寸匕，日三，酒浆汤饮任性服之。

【功效】令发黑。

【主治】白发。原书用治“头发早白。又主虚劳脑髓空竭，胃气不和，诸脏虚绝，血气不足，故令人发早白，少而算发及忧愁早白，远视，风泪出，手足烦热，恍惚忘误，连年下痢。”

【来源】《千金翼方》

还少丸

【组成】山药、远志、菖蒲、巴戟天、肉苁蓉、枸杞子、熟地黄、牛膝、山茱萸、杜仲炭、茯苓、楮实子、五味子、红枣。

【用法】蜜丸剂，每丸重9克，每次1丸，每日2次；或制成胶囊，每次4粒，每日2次，淡盐水送服。

【功效】温肾益脾固元，滋阴养心安神。

【主治】脾肾两虚所致白发。伴见身体瘦弱，神疲乏力，头晕耳鸣，健忘怔忡，视物模糊，腰膝酸软，饮食无味，牙齿松动，脱发等。阴虚火旺者慎用；感冒忌服；服药期间忌食生冷食物。

【来源】《中医大辞典》

桑椹膏

【组成】桑椹、蜂蜜。

【用法】膏滋剂，成人每次9~15克，每日2次，温开水冲服。

【功效】补肝肾，养阴血。

【主治】肾精亏损，肝血不足所致白发。伴见视物昏花，久视无力，头晕耳鸣，形瘦乏力，健忘失眠，腰膝酸软，潮热盗汗，咽干口燥，男子遗精，女子经少，或津枯肠燥便秘等。本品润燥滑肠，脾虚便溏者忌服；感冒时停服。

【来源】《中医大辞典》

女贞子糖浆

【组成】女贞子。

【用法】糖浆剂，口服，每次6~15毫升，每日3次。

【功效】补肝肾，强腰膝，乌发明目。

【主治】阴虚内热之须发早白，腰膝酸软，耳聋目昏等。

【来源】《中医大辞典》

四物坎离丸

【组成】生地黄一两半，熟地黄（同酒浸，捣膏）三两，当归二两，芍药（同酒炒）一两半，知母一两，黄柏（同酒浸，炒）二两，侧柏叶、槐子（同炒）各一两，连翘六钱。

【用法】上为末，蜜丸，梧子大，用瓷盆盛之，以绵纸糊口，凉地下放七八日去火毒，晒干收之。每三四十丸至五六十丸，白汤或酒下。

【功用】养血凉血，清热坚阴。

【主治】白发。

【来源】《医学入门》

还少乳乌丸

【组成】何首乌二两，枸杞子一两，牛膝（酒浸）一两，茯苓一两，黄精一两，甘桑椹一两，天冬（去心）一两，麦冬（去心）一两，生地黄（酒浸，晒干）四两，熟地黄（酒浸）一两。

【用法】共为细末，炼蜜为丸，如梧桐子大，每服一百丸，温水或盐汤送下，日进三次。

【功用】补精养血，增液润燥。

【主治】精血亏虚，津液不足所致白发。伴见精神衰惫，形体消瘦，肌肤枯燥。

【来源】《摄生众妙方》

扶桑至宝丹

【组成】嫩桑叶（须择家园中嫩而存树者，采集后，用长流水洗，摘去其蒂，晒干）数十斤，巨胜子（为臣）。

【用法】炼蜜为丸，如梧桐子大，日服二次，约可百丸，白开水下。

【功用】补髓添精。

【主治】白发。

【来源】《寿世保元》

青云独步丹

【组成】赤白何首乌（黑豆三升半煮，拌浸何首乌一昼夜，去汁后将豆拌何首乌，木甑蒸浸五次）一斤，当归身（酒洗）三两，赤茯苓（用牛乳浸过，煮干）半斤，白茯苓（用人乳浸过，煮干）半斤，补骨脂（盐酒炒）四两，甘杞子（酒浸，焙）三两，菟丝子（酒浸，蒸，捣饼，焙干）半斤，怀牛膝（甘草水泡）四两，怀生地黄（酒浸，入砂仁三钱，同蒸干为末）一两，真没药（一两五钱，去沙）。

【用法】忌铁器，晒干为末，炼蜜为丸，如梧子大，每服三十丸，空心酒下，午间姜汤下，临卧盐汤下。

【功用】补肝肾，乌须发。

【主治】白发。

【来源】《寿世保元》

赞化血余丹

【组成】血余八两，熟地黄（蒸捣）八两，枸杞子、当归、鹿角胶（炒珠）、菟丝子（制）、杜仲（盐水炒）、巴戟肉（酒浸剥，炒干）、小茴香（略炒）、白茯苓（乳拌，蒸熟）、肉苁蓉（酒洗，去鳞甲）、胡桃肉各四两，何首乌（小黑豆汁拌蒸七次，如无黑豆，或人乳、牛乳拌蒸，俱炒）四两，人参（随宜用，无亦可）。

精滑者，加白术、山药各三两；便溏者，去肉苁蓉，加补骨脂（酒炒）四两；阳虚者，加附子、肉桂。

【用法】上炼蜜丸服，每食前用滚白汤送下二三钱许。

【功用】补气血，益肝肾。

【主治】肝肾不足，气血俱亏所致白发。

【来源】《景岳全书》

经验方1

【组成】甜瓜子（微炒）一升，白芷一两，当归（锉，微炒）二两，川芎二两，甘草（炙微赤，锉）二两。

【用法】上为散，每于食后，以酒或温水，调下二钱服之。一方有松子（去皮）。

【功效】补益肝肾。

【主治】白发。

【来源】《普济方》

经验方2

【组成】旋覆花、秦椒、陇西白芷各一升，桂心一两。

【用法】上件捣筛，以井花水服方寸匕，日三服，三十日白发还黑。禁房室。一方或酒茶温调亦得。

【功效】乌发。

【主治】白发。

【来源】《普济方》

经验方3

【组成】川椒（取红）一斤，牛膝（去苗）三斤，生地黄（净

洗，捣绞取汁）三十斤。

【用法】上为末，用生地黄汁拌之，令匀，晒干，即更拌，以地黄汁尽为度，晒干，捣罗为末，和于木杵臼，捣千余杵，丸如梧桐子大，每日空心及晚食前，以温酒下四十丸。忌生葱、萝卜、大蒜等。

【功效】变白发令黑，填骨髓，去万病。

【主治】白发。

【来源】《普济方》

经验方4

【组成】生地黄汁一升，诃黎勒（磨两头）十个，酸石榴（大者取汁）三个，绿矾（研）半两，硇砂（研）、硫黄（研）各半两。

【用法】上药同入瓷瓶中，内用二味汁浸密封，勿令透气，至四十九日后取出，其诃子状若黑梅，至夜临卧，含一枚咽津，到晓烂嚼，以酒一盏下之，三二日后再服。忌葱、大蒜、萝卜。

【功效】换白发及髭。

【主治】白发。

【来源】《普济方》

经验方5

【组成】牛膝（寸截，用酒一碗，浸一伏时，煮沸，捣烂，取汁，熬成膏）三两，防风（去叉）、附子（炮）、人参、赤小豆（拣）各二两，地龙（去土）、檀香（锉）各半两，乳香三分。

【用法】上七味为末，入膏和丸，如黄豆大，每服十五丸至二十丸，空心盐汤下。

【功效】补暖下元，变白发。

【主治】白发。

【来源】《普济方》

经验方6

【组成】钟乳粉三分，巴戟天、牛膝（去苗）、甘菊花、石斛（去根，锉）、续断、防风（去芦头）、枸杞子、羌活、桂心、覆盆子（酒浸，焙）、云母粉各二两，熟干地黄、磁石（烧，醋淬七遍，捣碎，细研，水飞）各三两。

【用法】上药，捣罗为末，入钟乳、磁石、云母粉等，研令匀，炼蜜和捣三五百杵，丸如梧桐子大，每日空心，以温酒下三十丸。

【功效】补益驻颜，去风利气，暖腰膝，充肌肤，强志力，久服变白发令黑，齿落更生，延年不老。

【主治】白发。

【来源】《普济方》

经验方7

【组成】槐子。

【用法】用牛胆浸槐子，阴干百日，食后，每日吞一枚，十日身轻，三十日白发再黑，百日通神。

【功效】乌发明目。

【主治】白发。

【来源】《医学纲目》

经验方8

【组成】生地黄（捣绞取汁）三十斤，杏仁（汤浸，去皮、尖、双仁，点地黄汁，研，令如稀膏）三斤（升），胡桃瓤（研如膏）一斤，大麻油一斤（升），丁香、木香、人参（去芦头）、牛膝（去苗）、白茯苓各三两，栈香、沉香各一两，安息香锉如棋子，水煮烂用之二两，没石子、诃黎勒皮各五两，柳枝皮（炙，令干）三两，盐花三两，乌麻油（点地黄汁，研，以净布捩汁）一升，白松脂（炼成者）八两，龙脑一分，白蜜一升，酥一升。

【用法】上药除地黄汁及脂膏蜜外，捣罗为末，然后都合一处，以诸药汁，调和如稀膏，于三两口瓷瓶中盛，仍强半不得令满。坐瓶于炉中砖上，四面以火逼之，候瓶中药沸，以柳木篦搅之，时以匙抄，看堪丸乃止。候冷取出，以蜡纸密封头，勿歇药气。每日食后含一丸，如小弹子大，有津液即咽之。日可三丸，夜卧时含一丸。只十日觉灵，一百日变白为黑。初服药，处净室一月。切慎葱、萝卜、藕蒜，常宜吃生姜，即速验也。

【功效】补血治气益颜色。

【主治】白发。

【来源】《太平圣惠方》

经验方9

【组成】马齿苋子一升，白茯苓二两，熟干地黄四两，泽泻二两，卷柏二两，人参（去芦头）二两，松脂（炼成者）四两，桂心一两。

【用法】上为散，每日空心以温酒调下二钱，渐加至三钱，晚食再服，一月效。忌生葱、萝卜、大蒜等。

【功效】壮血脉，令复黑。

【主治】髭发早白。

【来源】《普济方》

经验方10

【组成】熟干地黄一斤，牛膝（去苗）一斤，枳壳（麸炒微黄，去瓤）五两，茯神三两，菟丝子（酒浸三日，曝干，别捣为末）五两，车前子五两，地骨皮三两，诃黎勒皮二两。

【用法】上别取生地黄肥者，捣绞取汁五升，浸牛膝及地黄，曝干，如前又浸，曝干，以地黄汁尽为度，放令干，捣罗为末，炼蜜和捣三五百杵，丸如梧桐子大，每服以温酒下三十丸，再服。忌血食，并生葱、萝卜、大蒜等。

【功效】补益令黑。

【主治】白发。

【来源】《普济方》

经验方11

【组成】人参、山茱萸、茯苓、天冬、石菖蒲、车前子、赤石脂（另研）、当归各一两，生地黄、熟地黄、杜仲、地骨皮、川椒、牛膝各二两，枸杞子、肉苁蓉、远志各三两，菟丝子四两，覆盆子、泽泻、柏子仁、山药、五味子、巴戟天、木香各一两。

【用法】上为末，蜜丸梧子大，初服六十丸，渐加至百丸，空心盐汤或酒下。

【功效】补肾益精。

【主治】白发。

【来源】《惠直堂经验方》

经验方12

【组成】猪苦胆、槐子。

【用法】猪苦胆4个，每个苦胆装入槐子150粒，扎口吊在阴凉处。40天后取出放小碗内，置笼屉上蒸30分钟，晾干后装瓶备用。每日3次，每次服10粒。

【功效】清热凉血。

【主治】热盛所致白发。

【来源】河北中医，1990（04）

二、外用方

揩齿令髭发黑方

【组成】**酸石榴（以泥裹烧令通赤，候冷去皮取用）一枚，茄子根（与槐枝同烧，令烟绝急，以盏盖之，候冷取用）、槐枝、马齿苋、兰香菜并根、薄荷、石膏、五倍子（烧熟）、川升麻各一两。**

【用法】上药，捣为散，用揩齿，不惟变白为黑，兼更牢固龈牙妙也。

【功效】乌发。

【主治】白发。

【来源】《太平圣惠方》

莲子草膏

【组成】**莲子草汁三升，生巨胜油一升，生乳（不食糟者）一升，甘草（末）一大两。**

【用法】上四味，和于锅中，煎之，缓火熬令鱼眼沸，数搅之，勿住手，看上沫尽，清澄，滤，不津垍器中贮之。云本方有青莲蕊六分，龙脑花三分，郁金香二分，并末，先煎诸药，三分减一，次下汁及油等，膏成，每欲点，即仰卧垂头床下，一孔中各点如小豆，许久乃起，有唾唾却，勿咽之，起讫，即啜少热汤饮，点经一年，白发尽黑，秃处并出。

【功效】疗一切风，耳聋眼暗，生发变白，坚齿延年。

【主治】白发。

【来源】《外台秘要》

治白发令黑方

【组成】胡粉三两，石灰（绢下熬令黄）六两。

【用法】上二味，以榆皮作汤，和之如粉粥，先以皂荚汤净洗发，令极净必好，于夜卧以药涂发上，令均讫，取桑叶（或用荷叶），缀着头巾上，遍以裹发，一夜至旦。取酢浆水热暖，三净洗发。

【功效】令发黑。

【主治】白发。

【来源】《医心方》

大补摩腰膏

【组成】木香、丁香、沉香、零陵香、附子（炮，去皮脐）、干姜（炮）、官桂（去粗皮）、吴茱萸、腻粉（另研）、白矾（火煅，另研）、麝香（另研）、舶上硫黄（另研）各等份。

【用法】上将前八味为细末，入后四味同研匀，用炼蜜和丸，如鸡头实大，每用生姜自然汁一合，煎令沸，投水一盏，入药一丸同煎，良久化破，以指研之，就温室中蘸药摩腰上，药尽为度，仍如棉裹肚系之，少顷腰上热如火，久用之则血脉舒畅，容颜悦怿。

【功效】补益肝肾。

【主治】白发。

【来源】《奇效良方》

经验方

【组成】土马鬃、石马鬃、半夏、川五倍子各一两，生姜二两，胡桃十个，真胆矾半两。

【用法】上为末，和作一块，绢袋子盛，如弹大，热酒水各少许，浸药绞汁，淋洗头发，一月神效。

【功效】乌发。

【主治】白发。

【来源】《普济方》

第十节 冻 疮

冻疮是机体局部遭受低温侵袭引起的组织损伤，多发于身体的末梢和暴露部位，如手、足、耳、面颊部。中医学认为本病多为寒冷侵袭，气滞血瘀所致。

一、内服方

当归四逆汤

【组成】当归三两，桂枝（去皮）三两，芍药三两，细辛三两，甘草（炙）二两，通草二两，大枣（擘）二十五枚（一法十二枚）。

【用法】水煎服。

【功效】温经散寒，养血通脉。

【主治】冻疮属血虚寒厥证者。

【来源】《伤寒论》

补阳还五汤

【组成】生黄芪30克，赤芍15克，当归15克，川芎15克，桃仁5克，丹参15克，三棱10克，莪术10克。

【用法】水煎服，每天2次，每日1剂。

【功效】补气活血，通络止痛。

【主治】冻疮属气血亏虚者。

【来源】黑龙江中医药，2012，41（05）

桃红四物汤加味

【组成】熟地黄15克，川芎8克，白芍10克，当归12克，桃仁6克，红花4克。

【用法】水煎服，每天2次，每日1剂。

【功效】温经散寒止痛。

【主治】冻疮属寒凝肌肤者。

【来源】四川中医，2005（02）

桂枝红花汤

【组成】桂枝9克，红花9克，党参15克，黄芪9克，干姜9克，丹参9克，陈皮9克，桃仁9克，当归9克。

【用法】水煎服，每天2次，每日1剂。

【功效】温经散寒通络。

【主治】冻疮属寒邪凝滞者。

【来源】中国中西医结合皮肤性病学杂志，2004（02）

蜀椒汤方

【组成】蜀椒（去目并闭口，炒出汗）、盐各二两。

【用法】上二味，以清酒五升，煎至二升，数数蘸之，其药可五六日用。

【功效】温阳散寒。

【主治】冻疮。

【来源】《圣济总录》

桂枝加当归汤

【组成】桂枝、白芍、炙甘草、生姜、大枣、当归。

【用法】水煎服。

【功用】养血和营，温通经络。

【主治】营血不足，寒湿凝滞所致冻疮。

【来源】《中医外科学讲义》

二、外用方

八宝生肌散

【组成】当归、紫草各35克，白芷、肉桂、血竭各15克，轻粉10克，冰片5克，黄蜡60克。

【用法】将当归、紫草、白芷、肉桂浸入500毫升麻油3天，置砂锅中慢火熬微枯，过滤去渣再煎，入血竭末化尽，次入黄蜡微火化开，离火候片刻稍冷，把研细的轻粉及冰片末放入，搅拌成膏，密储备用。清洁创面，常规消毒，先用八宝生肌散少许，洒敷疮面，不宜过多，再用冻疮膏外涂，厚2~3毫米，周围稍超于疮面，敷料包扎固定，隔日换药1次。

【功效】活血止痛，温经散寒。

【主治】素体阳虚，复感寒邪之冻疮。

【来源】中医外治杂志，2004（04）

复方独胜膏

【组成】大蒜、桂枝、当归、丹参、饴糖。

【用法】用复方独胜膏调成稀糊状，涂布于冻疮发作部位，然后用熏蒸法熏蒸涂药部位，每日1次，10次为1个疗程。

【功效】温经散寒，养血通脉。

【主治】寒邪侵袭肌肤，寒凝血脉之冻疮

【来源】中国中西医结合皮肤性病学杂志，2019，18（03）

复方冻疮散

【组成】桂枝500克，制附子150克，荆芥150克，路路通150克，当归150克，川芎100克，制吴茱萸100克。

【用法】把40克复方中药散剂分别装入塑料小封袋中备用。熏洗方法：用时将40克中药散剂倒入预先做好的纱布袋中，将袋口扎紧，放在大一点的搪瓷盆中，加开水适量（500~1000毫升）冲泡取药液，待水温适宜（42℃左右）时，即可浸泡双手，轻柔按摩，活动双手，每次熏洗20分钟左右。药液可保留，用时需再加温，每天熏洗2次，每日1剂。

【功效】温经散寒通络。

【主治】冻疮属寒邪凝滞血脉者。

【来源】中国社区医师，2018，34（01）

冻疮灵

【组成】川芎100克，红花100克，赤芍100克，桂枝100克，干姜60克，细辛50克，椒茎50克，威灵仙50克，海风藤50克，辣椒粉50克，樟脑30克，冰片30克。

【用法】放入玻璃瓶后，加入5000毫升95%乙醇，浸泡7天即成。用药时用棉签蘸药涂擦患部，同时配合轻揉患处以促进药物吸收，每日3次。

【功效】活血通络，温经散寒。

【主治】冻疮属寒凝血脉者。

【来源】内蒙古中医药，2015，34（05）

冻疮液

【组成】鸡血藤100克，丹参100克，虎杖100克，红花30克，细辛20克，肉桂20克，桂枝30克，麻黄20克，白芷30克，乳香40克，没药40克，川乌20克，草乌20克，羌活30克，独活30克，甘遂30克，白芥子30克，延胡索40克，天南星30克，半夏30克。

【用法】上药放入大口玻璃瓶，浸入75%乙醇，1周后滤出药液，装瓶。药渣二次浸入75%乙醇，再1周后，再次滤出药液，装瓶。取上药药渣放入压力锅，加水3000毫升煎煮，上汽后压30分钟左右，去渣滤出药液约2500毫升，加入切碎的辣椒干500克再煮沸，边搅边煮，约10分钟后冷却待用。将所有药汁合并（即上述75%乙醇浸泡后的2次药液和煎煮后汁内加入辣椒干再煮沸的药液），一道反复搅拌后静置，用过滤器滤净，装瓶。以500∶0.5的比例加入654-2（山莨菪碱），以500∶0.1的比例加入风油精，备用。

【功效】温经散寒，活血化瘀。

【主治】冻疮属寒凝血脉者。

【来源】中医外治杂志，2013，22（02）

速效冻疮酊

【组成】金银花120克，当归60克，附子30克，干姜30克，肉桂15克，细辛30克，制川乌31.5克，制草乌31.5克，花椒60克，桂枝90克，丁香20克，乳香20克，没药20克，红花90克，血竭20克，白芷90克，赤芍90克，冰片16克。

【用法】用热水清洗患部，用速效冻疮酊涂擦，每日2~4次。

【功效】化瘀消肿，温经散寒。

【主治】冻疮属外受寒邪，经络阻塞，气血凝滞者。

【来源】实用中医药杂志，2012，28（07）

冻疮酊

【组成】干红辣椒、生川乌、生草乌、桂枝、当归各100克，红花、细辛各50克，芒硝80克，樟脑50克，95%乙醇3000毫升，甘油200毫升。

【用法】每日擦敷1~2次。

【功效】活血通络，温经通脉。

【主治】冻疮属寒邪凝滞血脉者。

【来源】湖北中医杂志，2012，34（06）

冻疮1号

【组成】当归30克，红花30克，王不留行30克，川芎30克，桂枝20克，补骨脂20克，细辛10克，云南白药粉20克，红尖椒（干）100克。

【用法】温水泡洗，每天2次，7天为1个疗程。

【功效】温经散寒。

【主治】冻疮属寒邪凝滞者。

【来源】内蒙古中医药，2011，30（10）

红花酒

【组成】红花30克，花椒30克，肉桂60克，生当归60克，制附片15克，细辛15克，干姜30克，樟脑15克。

【用法】上药研细末，用95%乙醇1千克，浸泡7天备用。使用时依冻疮程度而定，轻度冻疮，可用红花酒涂擦，每日3~4克；中度冻疮，周边可先用红花酒涂擦，疮面等愈合后涂擦。

【功效】补阳散寒，温经通脉。

【主治】冻疮属寒凝血脉者。

【来源】甘肃中医，2009，22（07）

葱白辣椒酒

【组成】葱白500克，干红辣椒1000克。

【用法】每日涂抹2次，14天为1个疗程。

【功效】温经散寒。

【主治】冻疮属寒凝血脉者。

【来源】川北医学院学报，2009，24（04）

中华跌打丸

【组成】中华跌打丸5~7丸。

【用法】将中华跌打丸用正骨水调至糊状，加50克凡士林乳膏，外敷患处，外用纱布、胶布固定，每天1次，5天为1个疗程。

【功效】活血通络。

【主治】冻疮属寒凝血脉者。

【来源】中国学校卫生，2008（05）

红花肉桂外用液

【组成】75%乙醇5000毫升，红花200克，肉桂30克。

【用法】浸泡装瓶，密闭闲置一个月后，待用。每天1~2次外擦使用。

【功效】温经散寒通络。

【主治】冻疮属寒凝血脉者。

【来源】宜春学院学报，2007（04）

加味独胜膏

【组成】大蒜头（去皮，用豆浆机打成蒜泥放瓷缸中）500克，丹参粉50克，细辛粉25克，樟脑粉2.5克，桂枝粉50克，阿托品20毫克，水适量。

【用法】搅拌调匀成药糊。用压舌板挑药糊适量外敷双手部，厚度约2厘米，继而将双手置暖风机下烘烤约20分钟，以药糊烘干为度，结束后洗净双手。每年夏天大暑前后约20天，10天为1个疗程，每日1次，每次约20分钟。

【功效】温阳祛寒活血。

【主治】冻疮属寒邪侵袭肌肤者。

【来源】山西中医，2006（06）

中药外敷方

【组成】芒硝、黄柏各适量。其比例按未破溃者，芒硝与黄柏比例为2∶1；已破溃者，芒硝与黄柏比例为1∶2。

【用法】两药共为细末，用时以冰水或雪水（冷开水则欠佳）调匀，敷患处，每日换药1次。局部症状轻微者，可按未破溃者用药比例，将黄柏水煎，溶化芒硝外洗患处。

【功效】活血止痛生肌。

【主治】冻疮属寒邪凝滞者。

【来源】中国民间疗法，2005（05）

冻疮洗剂

【组成】辛夷20克，白芷30克，红花30克，甘松30克，山柰60克，附子15克，干姜30克。

【用法】将以上诸药冷水浸泡1小时后，文火煮沸30分钟，趁热熏洗，待水温感觉冻疮处能忍受后，将患处放入药液搓洗30分钟，每日2次。

【功效】温经散寒止痛。

【主治】冻疮属寒邪凝滞。

【来源】中国中西医结合皮肤性病学杂志，2005（02）

中药外擦剂

【组成】当归9克，花椒6克，肉桂3克，红花3克，樟脑3克，细辛3克，干姜3克。

【用法】上药一同加入75%乙醇500毫升中密封泡3个月以上备用。取少许浸泡液外搽患处，轻揉局部至皮肤潮红为止，每日3~4次，3~4周为1个疗程，可连续治疗1~2个疗程。

【功效】温经散寒止痛。

【主治】冻疮属寒邪凝滞肌肤者。

【来源】中国实用乡村医生杂志，2005（12）

桂花散

【组成】肉桂30克，艾叶15克，干姜15克，细辛5克，黄芪15克，黄柏15克，黄芩15克，麦芽15克，炙甘草9克，樟脑5克。

【用法】上药混合后研成细粉（等分成10包）。每次取1包用开水适量冲泡，当水温降至45℃左右时浸泡患处，每天2次，每次20分钟。

【功效】温经散寒，通络止痛。

【主治】冻疮属寒凝血脉者。

【来源】人民军医，2004（11）

桂枝桃红活血汤

【组成】桂枝20克，红花、生黄芪、车前草各15克，桃仁、当归、木通、丹参各12克，川芎、赤芍各9克，干姜、细辛各10克。

【用法】加水1000毫升，煎沸取液，先用蒸熏，待水温适宜时将手放入浸泡15~20分钟，1剂中药用2~3次，每日1剂。

【功效】温经通络，活血祛瘀。

【主治】冻疮属寒凝血瘀，阻塞经络者。

【来源】实用中医药杂志，2003（07）

甘辛煎

【组成】甘草120克，细辛15克。

【用法】上药水煎取汁，用干净纱布蘸药液温洗患处，每次20分钟以上，每天2~3次。

【功效】通阳散寒。

【主治】冻疮属寒邪凝滞肌肤者。

【来源】中国中医药科技，2002（02）

柏叶膏

【组成】柏叶（炙干为末）四两，杏仁（去皮研）四十粒，头发一拳大，盐（研）半两，乳香（研）一分，黄蜡一两，油一升。

【用法】上七味，先煎油沸，次下五味药，以发销尽为度，次下黄蜡搅匀，瓷器中收，先以热小便洗疮，以绵浥干后，以药涂，即以软帛包裹，勿令寒气侵入，每日一洗一换，如疮渐瘥，即三四日一换。

【功效】温阳散寒。

【主治】冻疮。

【来源】《圣济总录》

定痛黄柏散

【组成】黄柏（去粗皮，涂蜜慢火炙，令黄色）四两。

【用法】上为细末，每用蜜水调，摊软纸花子上，贴患处。

【功效】温通散寒。

【主治】冻疮焮赤黄汁出，及瘥后瘢痕疼痛。

【来源】《御药院方》

灵异膏

【组成】川郁金三两，生地黄二两，粉甘草一两，腊猪板脂一斤。

【用法】上锉细，入脂内煎焦黑色，滤去滓，入明净黄蜡四两，熬化搅匀，以瓷器贮之。水浸久，去水收，用时先以冷水洗疮，拭干，却敷药在疮上，外以白纸贴之，止血定痛，且无瘢痕。汤烫火烧，不须水洗，治冻疮尤妙。

【功效】活血消疮。

【主治】冻疮。

【来源】《奇效良方》

冻疮膏

【组成】真麻油三两，嫩松香一钱，黄蜡一两二钱。

【用法】烊化搅匀。

【功效】润肌肤，散寒邪。

【主治】冻疮。

【来源】《丁甘仁先生家传珍方》

外用应急软膏

【组成】人参、白芍、丹参、补骨脂、樟脑、麻油等。

【用法】将药膏均匀涂擦于患处及周围皮肤，并加搓擦，每日1次。涂药后不可用塑料薄膜覆盖，如出现粟粒样疹、小水疱或疼痛，减少药量即自动消失，不影响继续治疗。

【功效】消肿，止痛，抗感染，促进伤口愈合。

【主治】冻疮。

【来源】《中医大辞典》

云香精

【组成】山柰、五加皮、白芷、羌活、泽兰、鸡骨香、大风艾、七叶莲、满山香、过江龙、桂枝。

【用法】酊水剂。内服每次0.5~2毫升；外用适量，轻搽患处。孕妇忌服。

【功效】祛风除湿，解表止痛。

【主治】冻疮。

【来源】《中医大辞典》

坐骨神经痛膏

【组成】川乌、川芎、白芥子、白芷、干姜、当归、红花、乳香、没药、樟脑等。

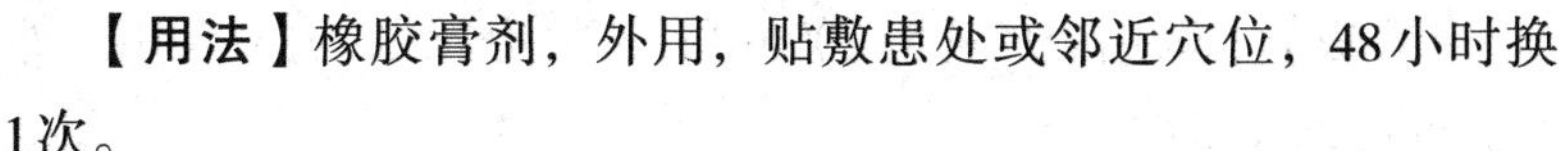

【用法】橡胶膏剂，外用，贴敷患处或邻近穴位，48小时换1次。

【功效】祛风散寒，除湿化瘀，通脉止痛。

【主治】风寒湿邪痹阻经络所致冻疮等。阴虚者慎用；皮肤过敏者忌用。

【来源】《中医大辞典》

阳和解凝膏

【组成】牛蒡根、叶、梗（鲜）三斤，白凤仙梗（鲜）四两，附子、桂枝、大黄、当归、肉桂、官桂、草乌、川乌、地龙、僵蚕、赤芍、白芷、白蔹、白及各二两，川芎、续断、防风、荆芥、五灵脂、木香、香橼、陈皮各一两，乳香、没药各二两，苏合油四两，麝香一两，大麻油十斤。

【用法】先用麻油将牛蒡、凤仙花梗煎枯去渣，次日将余药去乳没、苏合油、麝香外，入油内煎枯，滤去渣，秤准斤两，隔宿每油一斤，加黄丹（炒透）七两，搅和，次日再用文火熬至滴水成珠，以不粘手为度，住火候冷，将乳香、没药、苏合香、麝香研细入膏搅匀，出火毒，半月后摊贴患处，或熬膏时不加麝香，俟用膏时，每张掺其数厘贴之。

【功用】温经和阳，行气活血，祛风散寒，化痰通络。

【主治】寒湿凝滞之冻疮等。

【来源】《外科证治全生集》

红灵酒

【组成】当归二两，红花一两，川椒一两，樟脑一两，肉桂二两，细辛五钱，干姜一两。

【用法】上药用95%乙醇1000毫升，浸泡7天，去渣备用。外搽患处或蘸药揉擦。

【功用】活血，消肿，止痛。

【主治】冻疮等。

【来源】《实用中医外科学》

·经验方·

【组成】大黄八两，麻油一斤，黄丹八两。

【用法】煎成膏摊贴，如无膏药，遇冻疮破者，用水煎大黄片贴，如未破，酒煮贴俱效。

【功效】温阳散寒。

【主治】冻疮。

【来源】《惠直堂经验方》

第十一节 腋 臭

腋臭是分布在体表皮肤如腋下、会阴、背部的大汗腺分泌物产生的一种特殊难闻的气味。

外用方

·腋臭散·

【组成】密陀僧240克，枯矾60克。

【用法】外敷。

【功效】芳香辟秽。

【主治】腋臭。

【来源】《赵炳南临床经验集》

凤仙粉

【组成】凤仙草150克，山柰90克，姜黄90克，葛根50克，白矾60克，滑石60克，氧化锌60克。

【用法】外敷，每日1次。

【功效】清热燥湿除臭。

【主治】腋臭属湿热内郁者。

【来源】中医外治杂志，2001（06）

永瘥方

【组成】蝉壳四十九粒，乌梅肉（微炒）七枚，绿矾一两，茧卤一合，青古钱七文，杏仁（汤浸去皮）七枚。

【用法】上药，除钱外，捣罗为末，入卤中调之，先以皂荚水洗，拭干，用钱腋下摩之，候热，拔去腋下毛，便以药涂之，次用腻粉，覆上三两度，便愈。

【功效】清热除湿。

【主治】腋臭。

【来源】《太平圣惠方》

治狐臭不可近方

【组成】木香一两，枫香一两，薰陆香一两，丁香一两，阳起石（细研）一两，陈橘皮（去白瓤，焙）一两，白矾（烧灰）二两，石灰一合。

【用法】上药，捣细为散，以绵裹药如指大，系于腋下，每日换之，五七日瘥。

【功效】清湿热。

【主治】腋臭。

【来源】《太平圣惠方》

治腋下狐臭方

【组成】当归一两，明矾、轻粉各一钱，古茶二钱。

【用法】上四味为末，白汤饮下。

【功效】清湿热。

【主治】腋臭。

【来源】《名家方选》

第十二节　鹅掌风

鹅掌风在西医学中属于手癣和脚癣的范畴，是由于真菌感染造成的。临床症状主要为手部有隐约的小水疱，脱屑，粗糙，肥厚，甚则皲裂、疼痛，其病缠绵，经久不愈。中医学认为本病多由素体气血不足，虫邪乘虚而袭，风夹诸邪，气血不能荣润，肌肤失养所致。

一、内服方

从革解毒汤加减

【组成】乌梅15克，莪术10克，紫草15克，防风15克，土茯苓20克，牡丹皮15克，徐长卿15克，紫苏叶15克，柴胡15克，生地黄15克，白鲜皮15克，珍珠母30克，苦参10克，地肤子15克，生甘草10克，红景天6克，马鞭草15克。

【用法】水煎服，每天2次，每日1剂。

【功效】祛风止痒，养血润燥。

【主治】鹅掌风属血虚内热者。

【来源】中国民间疗法，2017，25（06）

清热解毒汤加减

【组成】蒲公英30克，野菊花15克，大青叶30克，紫花地丁15克，重楼15克，天花粉15克，赤芍9克。

【用法】水煎服，每天2次，每日1剂。

【功效】清热凉血，除湿解毒。

【主治】鹅掌风属湿热内盛者。

【来源】中国中医药报，2015（09）

周正华经验方

【组成】苦杏仁10克，白豆蔻6克，生薏苡仁30克，泽兰30克，佩兰30克，广藿香20克，六一散（包）20克，厚朴20克，半夏15克，紫苏梗10克，木香10克，枳壳10克，白芍10克，莱菔子10克，大腹皮20克，生麦芽30克，鸡内金10克，小通草6克，淡竹叶5克，连翘6克，蒲公英15克。

【用法】水煎服，每天2次，每日1剂。

【功效】清热解毒利湿。

【主治】鹅掌风属湿热内蕴者。

【来源】湖南中医杂志，2014，30（08）

逍遥散加减

【组成】当归15克，白芍15克，茯苓12克，柴胡12克，白术12克，生地黄9克，薄荷6克，荆芥12克，防风12克，苍术9克，地骨皮12克，甘草6克，生姜5片。

【用法】水煎服，每天2次，每日1剂。

【功效】疏肝解郁，健脾养血。

【主治】鹅掌风属肝郁脾虚者。

【来源】河南中医，2013，33（03）

杨少山经验方

【组成】北沙参、忍冬藤、蒲公英各30克，麦冬、僵蚕、蒺藜各10克，石斛12克，枸杞子、白芍、白鲜皮、地肤子各15克，赤芍、牡丹皮各6克，生甘草5克。

【用法】每天1剂，水煎服。

【功效】滋阴养血，祛风除热。

【主治】肝肾阴虚，血热生风所致鹅掌风。

【来源】新中医，2010，42（07）

导赤散合加味逍遥散加减

【组成】竹叶6克，灯心草3克，生地黄10克，黄连3克，当归10克，赤芍10克，白芍30克，丹参30克，牡丹皮6克，栀子10克，柴胡10克，苦参10克，白鲜皮30克，地肤子30克，防风10克，香附10克，甘草3克。

【用法】水煎服，每天2次，每日1剂。

【功效】补虚，清热，活血。

【主治】鹅掌风属血虚生燥者。

【来源】山东中医杂志，2008（07）

加味地黄丸

【组成】熟地黄八两，山茱萸四两，山药四两，牡丹皮三两，泽泻三两，柴胡一两，麦冬三两，当归三两，白芍三两，肉桂一两，菖蒲五钱，茯苓三两。

【用法】各为末，蜜为丸，每日早晚，空腹滚水送下各五钱。

【功效】润肤止痒。

【主治】鹅掌风等。

【来源】《中医必读百部名著·外科卷》

二、外用方

苍肤洗剂

【组成】苍耳子15克，地肤子15克，土荆皮15克，蛇床子15克，苦参15克，百部15克，枯矾6克。

【用法】煎水3000毫升浸泡后，外用黄连膏（黄连末10克，凡士林90克）涂于皮损表面。

【功效】润肤止痒。

【主治】鹅掌风。

【来源】中国中医药报，2015（09）

中药洗方

【组成】川乌30克，草乌30克，生何首乌10克，荆芥10克，防风10克，白芷10克，苍术10克，天花粉10克，紫花地丁10克，蒲公英10克，红花10克，艾叶30克。

【用法】每日1剂，加水煎汁500~1000毫升泡洗患处，每日1~2次，每次20~30分钟，连续泡洗患处5天。

【功效】祛风润燥除湿。

【主治】鹅掌风属风湿蕴结，血燥生风者。

【来源】湖北中医杂志，2012，34（07）

复方荆参溶液

【组成】大风子9克，花椒9克，五加皮9克，地骨皮12克，苦参15克，大黄30克，土荆皮15克。

【用法】浸泡。

【功效】祛风止痒。

【主治】鹅掌风属湿热蕴结者。

【来源】辽宁中医杂志，2012，39（06）

止痒洗剂

【组成】苦参60克，蛇床子60克，地肤子30克，白鲜皮30克，鹤虱30克，生杏仁13克，大黄30克，黄柏30克，蜂房13克，大风子30克，徐长卿30克，硫黄10克。

【用法】取以上药物，再加入豨莶草30克，煅枯矾10克，加水6000毫升，浸泡1小时后，水煎20分钟，取水煎液，待温度降至60℃左右开始烫洗患处，温度过低可重复加热，连续烫洗20~30分钟。另取樟脑20克，猪油100克，研和均匀，于烫洗后取适量涂搽患处，涂搽范围应大于患处，每日1次。每剂止痒洗剂可使用3~4天，每3剂为1个疗程。

【功效】清热除湿，杀虫止痒。

【主治】鹅掌风属湿热内盛者。

【来源】中国民间疗法，2011，19（08）

复方苦参汤

【组成】苦参50克，土荆皮50克，百部50克，地肤子50克，蛇床子50克，白矾30克，甘草10克。

【用法】加水2500毫升，浸泡20分钟后，文火煎煮20分钟，得药液约1000毫升，趁温热浸泡患病手足。每次20分钟，每天泡2次，20天为1个疗程。

【功效】清热利湿，抗菌杀虫。

【主治】鹅掌风属湿热内蕴者。

【来源】中国社区医师，2007（16）

中药熏洗方

【组成】苦参、大风子、白矾、白鲜皮各30克，雄黄、蛇床子各20克，百部、地肤子、土茯苓、徐长卿、土荆皮各15克。

【用法】将上药用水浸泡半小时，加陈醋100克煎25分钟后趁热先熏患处10~15分钟，待水温适宜后浸泡双手10~20分钟并摩擦双手使药液渗透皮内，每天2次，7天为1个疗程。

【功效】清热祛湿止痒。

【主治】鹅掌风属外感湿热，湿热化燥者。

【来源】实用中西医结合临床，2005（06）

鹅掌风验方

【组成】当归30克，生地黄30克，紫草15克，麻黄15克，木鳖子15克，大风子15克，黄柏15克，防风15克，玄参15克，香油240克，蜂蜡60克。

【用法】用药前先将双手烫洗15~20分钟，水不宜过凉，以将双手温透为度，然后将药膏均匀地涂于双手患处，早晚各烫洗、敷药1次。

【功效】祛风止痒。

【主治】鹅掌风属血虚生风者。

【来源】中国民间疗法，2005（02）

鹅掌风醋泡方

【组成】大风子、五加皮、地骨皮、五倍子、皂角刺、桃仁、红花、荆芥、防风各15克，花椒、黄精、明矾各30克。

【用法】米醋（以黑醋更佳）1千克，浸上药4天后，每晚浸泡1小时。

【功效】祛风杀虫，燥湿止痒。

【主治】鹅掌风属湿热内蕴者。

【来源】辽宁中医杂志，2003（12）

中药外用方

【组成】大风子仁100克，生甘草60克，百部、苦参、蛇床子、杏仁各30克，花椒、荆芥、防风、红花各15克。

【用法】上药加水3000毫升，醋300毫升，放入盆内泡3小时左右，后煎至1500毫升左右，将患手先熏后泡，每日1次，每次30~60分钟，用后保留药液，可加热重复使用，每剂药可用3天，9天为1个疗程。

【功效】祛风止痒。

【主治】鹅掌风属血虚生风者。

【来源】中医外治杂志，2003（01）

三子掌风复元汤

【组成】木鳖子55克，蛇床子50克，苍耳子50克，乳香50克，防风50克，苦参50克，紫花地丁50克，萹蓄50克，白芷50克，大活50克。

【用法】将上药放入砂锅或铝盆内，加沸水4500毫升浸泡15~30分钟，放急火上熬开，熬沸后用慢火熬10分钟左右，至药液剩2000毫升时，滤出药液，再加水4000毫升按上法煎熬，这样再连续熬药2次，把3次煎出的药液合在一起之后备用。先把治疗部位（手或足）用30~40℃的温热水浸泡30分钟，用硫黄皂或肥皂洗净，再用清水清洗干净，擦干。把制备好的药液温度加热至40℃以上，以病人能忍受的温度为宜，温度低时再加热至适宜温度。把病变部位浸泡在药液中30~40分钟，早晚各1次。

【功效】祛风止痒杀虫。

【主治】鹅掌风属血虚风盛者。

【来源】黑龙江中医药，2002（06）

土家麻柳复方癣药液

【组成】单柳皮300克，疖疮草200克，白杨根皮200克，土荆皮100克，狗地芽根皮100克，夜交藤100克，败毒菜根100克，白羊鲜根皮100克，鲜生川乌20克，百部40克，斑蝥6克，白矾10克。

【用法】将以上12味药物共研粗粉，药粉放置大玻璃瓶内（瓶须经消毒后方可使用），用90%白酒浸泡7天后，方可以药液外搽患处，每日2次，连用20天，用药期间忌食辛辣厚味、海鲜鱼虾、牛肉等致敏物。也可用该方煎水洗澡，每日1次。

【功效】祛风止痒。

【主治】血虚风燥所致鹅掌风。

【来源】2002全国土家族苗族医药学术会议论文专辑，2002

中药外敷方

【组成】黄芪、当归、白及、甘草各等量。

【用法】上药研成细末，取中药细粉60克，加入白凡士林40克，二甲基亚砜10毫升，混匀后备用。使用时取中药软膏，直接涂于患处，每日2次，10天为1个疗程，未愈者再使用第2个疗程。

【功效】养血，润燥，止痒。

【主治】鹅掌风属血虚生燥者。

【来源】内蒙古中医药，2000（04）

秦亮甫经验方

【组成】鸦胆子150克。

【用法】将鸦胆子敲开取仁，并将其仁碾成泥状，加水10毫升，调制成糊。根据鹅掌风皮损角化的范围，把其涂于患处。保留30分钟之后，再用干棉球擦去药物，用清水轻轻洗净。每天外敷1次，10天为1个疗程。

【功效】清热解毒，杀虫止痒。

【主治】鹅掌风属湿热内盛者。

【来源】上海中医药杂志，1999（07）

华佗膏

【组成】樟脑、白蜡、蜡梅油、水杨酸、苯甲酸、凡士林等。

【用法】制成膏剂。先用温水洗净患处，再将本膏薄涂搓上，早晚各1次。治鹅掌风，如皮未变厚，可用温水洗净后，用力擦上本膏，如皮已略厚，则须先用热水烫红揩干，再擦本膏。

【功效】杀虫止痒。

【主治】鹅掌风等。

【来源】《中医大辞典》

鹅掌风药水

【组成】土荆皮250克，蛇床子、大风子、百部、凤仙透骨草，

花椒各125克，防风、吴茱萸各50克，当归、侧柏叶各150克，蝉蜕75克，斑蝥3克。

【用法】酊剂，外搽患处，每日3~4次。灰指（趾）甲应先除去空松部分，使药液更多地渗入病变部位。皮损有糜烂破溃者不宜使用；严防触及眼、鼻、口腔等黏膜处。

【功效】祛风杀虫止痒。

【主治】鹅掌风等。

【来源】《中华人民共和国药典》

红油膏

【组成】红信八两三钱，棉籽油八碗半，黄蜡八两三钱至一斤六钱。

【用法】先将红信捣成细粒，与棉籽油同放入大铜锅内，置煤球炉或炭火上，熬至红信呈枯黄色，离火待冷，取去药渣，再加温放入黄蜡（冬用八两三钱，夏用一斤六钱）熔化，离火，调至冷成膏，薄涂患处。应用时先试涂一小片，观察有无过敏反应，如有即停用。大面积银屑病勿用。

【功用】润肤止痒。

【主治】鹅掌风等。

【来源】《朱仁康临床经验集》

天麻膏

【组成】草乌、钓苓根、木鳖子、天麻、藜芦、川芎、狼毒各五钱，轻粉（另研）、粉霜（另研）各二分，腊猪脂二两，黄蜡六两，油一斤。

【用法】前七味，细锉如麻豆大，于油内煎至焦紫色，令冷，滤去渣，上火入黄蜡、猪脂溶开，再用重绵滤过，入轻粉、粉霜搅凝，瓷盒内收贮。用以涂摩之，大效。

【功效】收敛创口，润肌肤。

【主治】鹅掌风等。

【来源】《中医必读百部名著·伤科卷》

洁尔阴洗剂

【组成】黄柏、苦参、蛇床子、苍术。

【用法】先清洁患部，除去表面分泌物或结痂，然后用药棉浸原药液湿敷患处2小时以上，每日2-3次。

【功效】清热解毒，祛风除湿，杀虫止痒。

【主治】鹅掌风等。

【来源】《中医大辞典》

利夫康乐

【组成】苦参、黄柏、蛇床子、黄连、白鲜皮、土茯苓、鸦胆子等。

【用法】依据病情，将原药液或稀释液涂敷患处，每次保持3分钟以上，每日2次，7日为1个疗程。

【功效】清热解毒，燥湿杀虫，祛风止痒，去腐生肌，消疣止痛，活血凉血。

【主治】鹅掌风等。

【来源】《中医大辞典》

龙骨散

【组成】龙骨三两，牡蛎三两，海螵蛸三两，黄柏十六两，雄黄三两，滑石粉一两。

【用法】上为末，直接扑上或油调外用。化脓性的陈久肉芽疮面禁用。

【功用】解毒收敛。

【主治】鹅掌风等。

【来源】《赵炳南临床经验集》

千里光膏

【组成】千里光（采茎叶捣汁，砂锅内熬成膏）、防风、荆芥、黄柏、金银花、当归、生地黄各二两，川椒，白芷，大黄，红花各一两，苦参四两。

【用法】麻油浸三日，熬枯黑色，去渣。每油二碗，配千里光膏一碗，再熬滴水成珠，飞丹收成膏，入乳香、没药各一两，轻粉三钱，槐枝搅匀收用。

【功效】祛风止痒。

【主治】鹅掌风等。

【来源】《万氏家抄济世良方》

接骨化痞膏

【组成】红花、当归各二钱，木瓜、连翘、川椒、防风、赤芍、白芷、天花粉、川芎、天麻、头发各二钱，乳香五钱，槐条七段，漳丹一斤，香油二斤。

【用法】炼为膏。

【功效】祛风止痒。

【主治】鹅掌风等。

【来源】《近代中医珍本集》

鹅掌风方

【组成】蜈蚣（全）二条，防风、荆芥、花椒、蕲艾、浮小麦、葱根各一两，炉甘石五钱。

【用法】用水五碗，煎三碗，再入甘石。洗三四次，其厚皮自起，勿扯起，即愈。

【功效】祛风止痒。

【主治】鹅掌风。

【来源】《吴氏医方汇编》

右军方

【组成】乌药五钱，白芷五钱，雄黄二钱，朱砂二钱，没药一钱，乳香一钱。

【用法】上共为末，面丸如梧桐子大，每三十丸烧酒送下，五七日见效。

【功效】祛风止痒。

【主治】鹅掌风。

【来源】《古今医鉴》

当归膏

【组成】当归、生地黄各一两，紫草、麻草、木鳖子（去壳）、大风子（去壳）、防风、黄柏、玄参各五钱，麻油八两，黄蜡二两。

【用法】先将前九味入油熬枯，滤去渣，再将油复入锅内，熬至滴水成珠，再下黄蜡，试水中不散为度。候稍冷，倾入盖碗内，坐水中出火毒。三日听用。

【功效】祛风止痒。

【主治】鹅掌风。

【来源】《中医必读百部名著·外科卷》

二矾散

【组成】白矾四两，皂矾四两，儿茶五钱，侧柏叶半斤。

【用法】水十碗，煎数滚听用。先以桐油搽患处，次以纸捻蘸桐油，点着向患处熏之，片时，次用前汤乘热贮净桶内，手架上用布盖，以汤气熏之，勿令泄气，待微热倾入盆内，蘸洗良久，一次可愈，七日不可见水。

【功效】润肤止痒。

【主治】鹅掌风。

【来源】《中医必读百部名著·外科卷》

醒皮汤

【组成】防风、荆芥、金银花、皂角刺、蛇床子、贯众、芫花、白鲜皮、鹤虱草、苦参各五分。

【用法】用水十碗，煎四碗，去渣汤洗，俟皮肉和软，用后方搽之烘之。

【功效】祛风止痒。

【主治】鹅掌风并多年顽癣。

【来源】《中医必读百部名著·外科卷》

祛风地黄丸

【组成】干地黄（酒浸，透捣如泥）四两，炒蒺藜（去刺，酒炒）、川黄柏、知母（焙）、枸杞子、牛膝各一两，酒炒菟丝子、独活各六钱。

【用法】研极细，拌匀地黄加蜜为小丸，盐汤酒水每服三钱，日三服。

【功效】祛风止痒。

【主治】鹅掌风等。

【来源】《中医必读百部名著·外科卷》

熊脂膏

【组成】瓦松三钱，轻粉一钱，樟脑一钱。

【用法】上各为末。先以甘草三钱，桂枝二钱，煎汤洗之，烘干，以熊油调各末搽而烘之，一日三次，一连三日即愈。

【功效】润肤止痒。

【主治】鹅掌风。

【来源】《中医必读百部名著·外科卷》

一号癣药水

【组成】土荆皮十两，大风子肉十两，地肤子十两，蛇床子十两，硫黄五两，白鲜皮十两，枯矾四斤一两六钱，苦参十两，樟脑五两，50%乙醇67碗。

【用法】将土荆皮研成粗末，大风子肉捣碎，硫黄研细，枯矾打粉，用50%乙醇温浸，第一次加27碗，浸两天后，倾取清液；第二次加20碗，再浸两天，倾取清液；第三次加20碗，去渣取液，将三次浸出之药液混合，再以樟脑用95%乙醇溶解后，加入药液中，候药澄清，倾取上层清液备用。每用少许擦患处，每日3~4次。

【功用】清热燥湿，杀虫止痒，润肤止痛。

【主治】湿热客于肌肤所致水疱为主之鹅掌风等。

【来源】《中医外科临床手册》

三油膏

【组成】牛油、柏油、香油、银朱各一两，官粉、麝香（研细）各二钱。

【用法】将三油共合火化，入黄蜡一两，熔化尽离火，再入朱、麝、官粉等末，搅匀成膏，搽患处，火烘之，以油干滋润为度。

【功用】润肤生肌。

【主治】鹅掌风，手掌叠起硬厚白皮，干枯燥裂、瘙痒者。

【来源】《医宗金鉴》

疯油膏

【组成】轻粉钱半，东丹（广丹）一钱，飞辰砂一钱。

【用法】上药研细末，先以麻油四两，煎微滚，入黄蜡一两再煎，以无黄沫为度，取起离火，再将药末渐渐投入，调匀成膏，涂擦患处，或加热烘疗法，疗效更好。

【功用】润燥，杀虫，止痒。

【主治】鹅掌风等皮肤皲裂，干燥作痒者。

【来源】《中医外科学讲义》

透骨丹

【组成】青盐、大黄、轻粉、儿茶、胆矾、铜绿、雄黄、枯矾、皂矾各五分，杏仁七个，麝香一分，冰片五厘。

【用法】上为细末，用苏合油调匀，擦患处，用炭火烘之，以透为度，五至七次愈。

【功用】祛风杀虫。

【主治】鹅掌风等。

【来源】《外科大成》

鹅掌风浸泡方

【组成】大风子肉三钱，烟膏三钱，花椒三钱，五加皮三钱，皂荚一条，地骨皮三钱，龙衣一条，明矾五分，鲜凤仙花三钱，米醋十二两。

【用法】诸药浸米醋内一日夜，煮沸待温，药汁倾入一塑料袋内，伸手入袋，扎住，浸三至六个时辰，数天内不能用碱洗手。

【功用】杀虫止痒。

【主治】鹅掌风等。

【来源】《中医外科学》

经验方1

【组成】乌蛇（酒浸，炙黄色，去皮骨）三两，漏芦（去芦头）一两半，大黄（锉碎，炒令香）、羌活（去芦头）、丹参、沙参（去芦头）、玄参、五加皮、甘草（炙赤色，锉）、白僵蚕（炒）、干蝎（炒，去土）各一两，麻黄（去根节）二两，附子（炮，去皮脐）半两。（一方无干蝎）

【用法】上为散，每服食后薄荷汤调下二钱，至晚再服，以瘥为度。

【功效】祛风止痒。

【主治】鹅掌风等。

【来源】《普济方》

经验方2

【组成】白矾三两，皂矾三两，儿茶五钱，侧柏叶（生用）八两，苦参二两，甘草一两。

【用法】先将患处用桐油搽抹，再用桐油蘸纸捻点着，以烟焰薰之片时，然后将前药煎汤，盛入净桶内，将手架上，以布盖之，勿令走气。热时薰，温时洗，洗至汤极冷为度。忌七日，勿见汤水。

【功效】祛风止痒。

【主治】鹅掌风。

【来源】《中医如此神奇之单方验方》

第十三节 灰指甲

灰指甲是指皮肤癣菌等真菌侵犯甲板或甲床所引起的感染性甲真菌疾病。中医学认为本病多由肝肾亏虚、血虚风燥、肌肤失养所致。

外用方

醋泡中药方

【组成】苦参、生大黄、地肤子、黄柏各30克，土茯苓80克，赤芍15克，土鳖虫5克。

【用法】以上中药碾碎后加入食醋1500毫升，浸泡5天后待用。用时可将醋泡液放在火炉上微煮，待温热后患手（足）每晚浸泡1次，每次浸泡30分钟，每剂可用7天。

【功效】清热燥湿，祛风止痒，解毒杀菌。

【主治】甲癣。

【来源】中国民间疗法，1999（03）

食醋浸蛇皮方

【组成】食醋一斤，蛇皮两条。

【用法】优质食醋一斤煮沸，待冷却后入蛇皮两条，浸泡24小时，然后用无菌棉签蘸药液涂患处，或直接浸泡患处，每日二次，每次约10分钟，为防药液发霉，药液内可加入几瓣小蒜。

【功效】祛风，止痒，解毒。

【主治】甲癣。

【来源】中医外治杂志，2002（02）

苦参芩连醋泡外治方

【组成】苦参60克，土茯苓、黄柏、黄连、黄芩各30克，玄参、紫花地丁、板蓝根各24克，连翘20克，牡丹皮、大腹皮、栀子、龙胆、防风、柴胡、蒲公英、大青叶、茵陈、金银花、菊花各18克，桔梗、金钱草、白鲜皮各15克，蝉蜕9克，甘草30克，醋5千克。

【用法】诸药醋泡3天取出使用。每次250毫升，每日2次，持续泡灰指甲30分钟。连续治疗6周。

【功效】清热解毒，祛风燥湿。

【主治】甲癣。

【来源】世界最新医学信息文摘，2017，17（93）

藿黄浸剂

【组成】藿香30克，黄精、大黄、皂矾各12克，醋500克。

【用法】将药碾碎，入醋中浸泡，每日振荡数次，5~7天后滤去药渣即成，装瓶备用。将患者患病手足或指（趾）甲浸泡于藿黄浸剂中，每日1次，每次1小时左右。

【功效】养血润燥，杀虫止痒。

【主治】甲癣。

【来源】四川中医，2004（06）

风矾糊

【组成】鲜红凤仙花（去掉花瓣根部较硬部分）30克，白矾1块（约7~10克）。

【用法】以白矾块捣凤仙花瓣至烂如糊状，然后取缝衣针1枚，用针尖挑药糊敷于患甲上，将患甲敷满为止。药糊厚度约1~2毫米，待药糊晾干后除去即可。每天敷药1次，连敷3天后停敷药2周，继续敷3天后停敷药。

【功效】活血通经，祛风止痛。

【主治】甲癣。

【来源】浙江中医杂志，2000（09）

复方黄连皮酊

【组成】黄连、苦楝皮、大风子。

【用法】制成酊剂，涂抹患处，每日2~3次，每次浸泡20~30分钟。

【功效】清热燥湿，祛风止痒。

【主治】甲癣属湿热内盛者。

【来源】湖北中医杂志，2001（07）

中药外治方

【组成】土荆皮50克，蛇床子50克，苦参50克，大风子50克。

【用法】以75%乙醇500毫升浸泡1个月后，过滤提取上清液。每100毫升中加入水杨酸6克，苯甲酸6克，冰乙酸25克，斑蝥虫末1克，樟脑1克，再浸泡1周过滤，提取上清液密闭备用，外部涂用。

【功效】杀虫止痒。

【主治】甲癣。

【来源】中医外治杂志，2004（05）

复方白鲜皮酊

【组成】白鲜皮、生姜、大蒜、川辣、斑蝥、丁香各100克。

【用法】上药均研成粉末，以4倍量的95%乙醇浸泡5小时，回流提取2次，将提取液合并，减压回收乙醇，配成生药含量为2克/毫升的药液，密封放置冰箱备用。每日外擦2次。

【功效】祛风止痒。

【主治】甲癣。

【来源】中国人兽共患病杂志，2005（12）

第十四节　妇女多毛症

妇女多毛症是指雄激素依赖性毛发过度生长，表现为面部和躯体表面毛发变粗、增多等。中医学认为其与肾脏、脾脏密切相关，多由痰浊、瘀血造成“肾－天癸－冲任－胞宫”生殖轴失衡所致。

内服方

吕绍光经验方

【组成】黄芪30克，党参15克，当归20克，川芎10克，赤芍10克，丹参15克，香附10克，枸杞子15克，菟丝子15克，锁阳15克，苍术15克，鲍壳15克，油麻稿15克。

【用法】水煎服，每日1剂。

【功效】补气养血，健脾补肾，化湿祛痰。

【主治】妇女多毛症属脾肾亏虚，痰湿阻滞者。

【来源】中国中医药信息杂志，2020（06）

苍附导痰丸加减

【组成】制苍术9克，香附9克，制胆南星9克，神曲12克，法半夏12克，陈皮10克，茯苓10克，甘草6克，生姜3克。

情志抑郁者加用柴胡9克，白芍9克；神疲倦怠，痰多，便秘者加生地黄10克，黄芪10克，白术10克，陈皮用至15克；月经稀发者加当归10克，牛膝10克，红花10克。

【用法】水煎服，早晚温服。

【功效】健脾祛湿化痰。

【主治】妇女多毛症属脾虚痰湿者。

【来源】实用中医内科杂志，2020（06）

白术附子汤

【组成】附子15克，白术15克，生姜9克，炙甘草12克，大枣6枚。

【用法】每日1剂，水煎服，附子先煎1小时。

【功效】祛风除湿。

【主治】妇女多毛症。

【来源】河南中医，2020，40（05）

加味小营煎

【组成】熟地黄25克，当归20克，白芍15克，炒山药40克，枸杞子25克，阿胶（冲服）20克，女贞子15克，杜仲15克，鸡血藤50克，甘草15克。

【用法】水煎服，每日1剂，早晚温服。

【功效】养血益阴。

【主治】妇女多毛症属血少阴亏者。

【来源】中西医结合心血管病电子杂志，2020，8（12）

疏肝健脾方

【组成】柴胡20克，香附13克，丹参17克，苍术16克，陈皮15克，枳壳10克，当归23克，川芎20克，白芍18克，栀子15克，法半夏10克，茯苓25克，白术15克，黄芪25克，牡丹皮18克，浙贝母13克。

【用法】水煎服，每日1剂，早晚温服。

【功效】疏肝健脾。

【主治】妇女多毛症属肝郁脾虚者。

【来源】四川中医，2018，36（12）

补肾调经汤

【组成】山药25克，紫石英、肉苁蓉、山茱萸各20克，当归、川芎、熟地黄、白芍、茯苓、丹参、菟丝子、黄芪各15克，枸杞子10克，甘草8克。

【用法】水煎服，每日1剂，早晚温服。

【功效】补益肝肾，养血调经。

【主治】妇女多毛症属肝肾阴虚者。

【来源】陕西中医，2018，39（11）

调经方

【组成】酒炒当归15克，赤芍15克，川芎10克，桃仁10克，丹参15克，枳壳10克，川牛膝15克，桂枝15克，法半夏15克，陈皮10克，苍术15克，浙贝母10克，甘草5克。

【用法】水煎服，每日1剂，分4次温服。

【功效】行气活血，通经化痰。

【主治】妇女多毛症属痰湿内盛者。

【来源】云南中医中药杂志，2018，39（12）

补肾化痰汤

【组成】熟地黄30克，肉苁蓉、巴戟天、淫羊藿、菟丝子、山药、当归、赤芍、泽兰、川芎、益母草各15克，山茱萸10克，甘草6克。

【用法】水煎服，每日1剂，早晚温服。

【功效】养血调经。

【主治】妇女多毛症属肝肾亏虚，痰湿内盛者。

【来源】陕西中医，2019，40（02）

五积散加减

【组成】姜半夏9克，厚朴15克，麸炒苍术12克，陈皮9克，茯苓15克，酒当归12克，酒川芎12克，炒白芍15克，桔梗9克，炒枳壳10克，麻黄10克，干姜9克，桂枝12克，白芷9克。

【用法】每日1剂，早晚服用。

【功效】顺气化痰，活血消积。

【主治】妇女多毛症属外感风寒，内伤生冷者。

【来源】浙江中西医结合杂志，2019，29（03）

百灵调肝汤

【组成】白芍12克，当归12克，川牛膝12克，茯苓10克，白术10克，青皮10克，枳实10克，醋柴胡10克，川楝子10克，皂角刺10克，王不留行10克，通草9克，甘草9克。

【用法】水煎服，每日1剂，早晚服用。

【功效】疏肝解郁，养血柔肝。

【主治】妇女多毛症属肝气郁结者。

【来源】光明中医，2019，34（08）

补肾活血汤

【组成】熟地黄、紫石英各20克，菟丝子、枸杞子、桑椹各15克，川续断、女贞子、墨旱莲、川芎、香附各10克，桑白皮、当归各12克，皂角刺6克。

【用法】水煎服，每日1剂，早晚温服。

【功效】补肾活血，调经舒郁。

【主治】妇女多毛症属肝肾亏虚者。

【来源】四川中医，2019，37（07）

肺肾同治汤

【组成】淫羊藿、仙茅、女贞子、熟地黄各20克，半夏、天南星、三棱、莪术、巴戟天、当归各15克，炒知母、炒黄柏、醋香附、炒枳壳各10克。

【用法】水煎服，每日1剂，早晚温服。

【功效】补肾益肺。

【主治】妇女多毛症属肺肾两虚者。

【来源】贵州医药，2017，41（04）